临床研究管理教学案例精粹

曹莉莉　主编

山东大学出版社
SHANDONG UNIVERSITY PRESS
·济南·

图书在版编目(CIP)数据

临床研究管理教学案例精粹/曹莉莉主编.—济南:
山东大学出版社,2023.5
　　ISBN 978-7-5607-7813-6

　　Ⅰ.①临…　Ⅱ.①曹…　Ⅲ.①临床医学—教案(教育)
Ⅳ.①R4-42

中国国家版本馆 CIP 数据核字(2023)第 054089 号

策划编辑　徐　翔
责任编辑　蔡梦阳
文案编辑　毕玉璇
封面设计　张　荔

临床研究管理教学案例精粹

LINCHUANG YANJIU GUANLI JIAOXUE ANLI JINGCUI

出版发行	山东大学出版社
社　　址	山东省济南市山大南路 20 号
邮政编码	250100
发行热线	(0531)88363008
经　　销	新华书店
印　　刷	济南新雅图印业有限公司
规　　格	720 毫米×1000 毫米　1/16
	13.75 印张　247 千字
版　　次	2023 年 5 月第 1 版
印　　次	2023 年 5 月第 1 次印刷
定　　价	65.00 元

《临床研究管理教学案例精粹》
编委会

主　编　曹莉莉

副主编　张加胜　赵小璐

编　委　（按姓氏笔画排序）

马琳颖　吕圆圆　衣巧艳　李红磊　李青蔚　李慧娟

张加胜　赵小璐　曹莉莉　崔学艳　焦文姣　鲁欣欣

序一

 临床研究作为推动医学科学发展的重要手段之一,近年来迅猛发展,研究数量呈现不断增长的趋势,但与发达国家相比,我国的临床研究还存在较大差距。作为医疗事业的核心,临床研究是连接基础研究和医学诊疗,实现研究成果转化和应用的关键环节。随着科学的发展和技术水平的提高,临床研究早已打破单一学科研究模式的局限性,实现了学科领域交互融合的复杂医学研究模式,对提高医疗水平和改善患者的生命质量具有重要意义。临床研究存在一定的风险,从新闻媒体的报道中,我们已经见证了若干震惊社会和学术界的临床研究大事件。为避免类似事件发生,保障临床研究过程的安全性,必须从管理角度对其进行制约和规范,建立"保护网"。

 《临床研究管理教学案例精粹》是一本国内外临床研究典型案例集锦,以真实鲜活的案例回顾还原事实细节,通过案例分析警示我们应加强临床研究管理教育,发挥临床研究管理应有的作用。该书由山东省临床肿瘤学会临床研究专家委员会主任委员曹莉莉教授牵头,组织科研管理、药物临床试验管理及生物样本库管理相关人员查阅大量文献编写完成。编者以创新的角度,围绕典型案例进行分析和讨论,引出临床研究管理的法律法规和相关专业知识,激发读者的阅读和学习热情,从案例中了解临床研究的过程和存在的风险,寻找梳理规范管理落实不到位的环节,以此增强临床研究安全意识,认识到临床研究管理的重要性。

 "他山之石,可以攻玉。"相信本书可以让各位读者从 12 个典型案例中有所收获,已经从事或是将从事临床研究工作的从业者均能从中吸取经验教训,注重临床研究管理规范,注重伦理准则,从源头入手,加强过程管理,杜绝违反科研道德的临床研究再次出现。长远看,必将有助于完善我国临床研究体系建设和能力建设,对临床研究的开展和推广起到积极作用。

中国工程院院士

山东第一医科大学(山东省医学科学院)名誉校(院)长

山东第一医科大学附属肿瘤医院院长

2023 年 3 月 18 日

序二

党的二十大报告指出："教育、科技、人才是全面建设社会主义现代化国家的基础性、战略性支撑。"2020 年 9 月 11 日，习近平总书记在主持召开科学家座谈会上发表的重要讲话指出，广大科学家和科技工作者要面向人民生命健康，不断向科学技术广度和深度进军。临床研究对提高医疗技术水平和医疗质量、增进人民健康、促进医学科技发展具有十分重要的意义。自 2012 年起，科技部在 20 个疾病领域陆续布局 50 个国家临床医学研究中心，形成了国家级临床研究体系。2021 年，卫健委组织开展临床研究规范管理试点工作，先后在 12 个省份实施试点，山东省作为第二批试点省份，正积极推动试点工作有序开展。

目前，有些临床研究仍存在研究设计不符合科学性和伦理性要求、知情同意获取及人类遗传资源管理不规范等问题，这在损害受试者权益的同时，也损害了广大临床科研工作者的声誉。分析原因，主要在于研究者对临床研究管理规范的了解不够深入和透彻，导致在实施过程中出现各种各样的问题。因此，亟需通过不同方式，对研究者进行系统规范的临床研究相关知识培训。

山东第一医科大学第一附属医院（山东省千佛山医院）是山东省临床研究质量控制中心挂靠单位，中心主任曹莉莉教授带领临床研究管理团队，积极配合临床研究试点工作。他们结合工作实际，分析总结典型案例，针对临床研究中存在的常见问题，组织人员编写了本书，为研究者规范开展临床研究提供指导和借鉴。

　　本书采用案例剖析的方式编写，将临床研究中经常遇到的主要问题，以新颖的形式，通过具体的案例进行解析，帮助研究者避免在后续研究中犯类似错误。该书语言简练，易读易懂，适合临床研究者参考和阅读，也可以作为医学类和卫生管理类专业学位研究生教材，供教学或自学使用。

　　　　　　　　　　　　　　　山东省卫生健康委员会党组成员、副主任

　　　　　　　　　　　　　　　　　　　　2023 年 4 月 12 日

前　言

临床研究是什么？关于这个问题，国内外权威组织均给出过明确答案。美国国立卫生研究院（NIH）认为，临床研究是与人类相关的、以患者为中心的研究，涉及流行病学和行为学研究、卫生服务和产出研究等内容。我国的中华医学会组织多学科专家对临床研究的基本特征进行探讨，形成共识——临床研究是以疾病的诊断、治疗、预后、病因和预防为主要研究内容，以患者为主要研究对象，以医疗服务机构为主要研究基地，由多学科人员共同参与组织实施的科学研究活动。

进入 21 世纪后，美国医学科学家意识到，临床研究已经成为基础研究向临床实践转化道路上的瓶颈，为此，2002 年 NIH 组织研讨并提出了 21 世纪"工作路线图"，以实现加快"从实验室到临床应用的研究转化"的战略目标。临床研究在国内也成为日益关注的讨论热点，如杨胜利院士所言，"临床医学研究薄弱已经成为转化医学发展的重要掣肘环节，加强临床医学研究已经成为全面促进我国医学研究的当务之急和必为之事"，王拥军教授认为，"科研和临床就是互相促进的关系，医学需要研究这是我们这一代人责无旁贷的责任"，王辰院士指出，"临床研究是医学研究的重要部分，临床研究是医生的天职天命"。我国非常重视临床研究，2016 年 10 月，国家五部委联合出台《关于全面推进卫生与健康科技创新的指导意见》，明确提出加强临床医学研究体系与能力建设。

2018 年 8 月，中共中央、国务院印发了关于新时代教育改革发展的重要文件，首次正式提出"新医科"概念。同年10月，教育部、国家卫生健康委员会、国家中医药管理局启动实施《卓越医生教育养训计划2.0》，对新医科建设进行全面部署，引入"医教产研协同"机制，致力于培养精医学、懂科技、引领时代的卓越医学人才。当下，我国临床研究发展及教育均处于起步阶段，项目管理、伦理审查、人类遗传资源管理等都在逐步完善。在日常临床研究管理及教学工作中，我们发现很多研究者在开展临床研究过程中，一味追求研究的科学价值，对临床研究的要求和规范并不十分关注，从而导致研究设计不合理、研究过程缺乏监管、知情同意获取不规范、试验药物管理不规范等问题时有发生。为规范广大研究者的研究行为，我们组织编写了本书，从国内外临床研究典型案例中选取已经发生、具有代表性并造成事实危害的12个案例，主要涉及以研究代替临床治疗、不良事件处理、试验药物管理不规范、研究过程缺乏监管、违反伦理审查规范、人类遗传资源管理不规范等方面的问题；同时，从伦理委员会审查角度、研究者角度、受试者角度等对每个案例进行分析讨论，旨在通过深入剖析这些典型案例，使伦理委员会、研究者、受试者、医学生、专业学位研究生、新入职医生等有所启示。

　　案例教学法颠覆了传统的自上而下灌输的教学方式，是一种多方位的学习模式，其收获来自不同参与者思想火花的碰撞。本书的每个案例均由五部分组成。①案情概述：简要介绍案例的起因、过程、结果及存在的问题。②分析讨论：对案例中出现的问题，依据相关管理办法与法规进行分析讨论，通过反思失败的教训、警示性的问题，加强读者对临床研究相关法律法规的了解，提高读者的辨识能力和责任意识，激发读者的爱国之情和报国之志。③案例启示：由案例引发的问题，提出在临床研究中的规范做法，并将爱国主义情怀渗透到案例分析中，注重价值的引领以及爱国主义精神的培养，以期培养新时代的合格医务人员。④启发思考题：主要用于启发读者自主学习和思考，为高校师生进行专题研究和案例教学提供重要参考，并为研究者、管理者、项目负责人针对临床研究过程中可能存在的问题提供切实可行的建议与思路。⑤参考文献：说明案例分析中引用的文章及相关法律法规。

希望本书能够帮助研究者举一反三。一方面在临床研究中避免发生案例中存在的问题；另一方面提高临床研究思维能力，建立批判性思维、创造性思维以及推理性思维，以便取得更多优秀的研究成果。

由于编写时间仓促、编写人员水平有限，书中难免存在疏漏和不妥之处，敬请广大读者批评指正。

本书在编写和出版过程中得到了广大同行和编辑的无私帮助，在这里一并表示衷心的感谢。

编　者

2023 年 3 月

目 录

临床研究管理教学案例篇

案例一　项目管理视角审视"脑手术戒毒"事件 …………………………… 3

案例二　项目管理视角审视"法国临床试验致死"事件 …………………… 11

案例三　项目管理视角审视"畸形婴儿药害"事件 ………………………… 17

案例四　项目管理视角审视"北京某医院艾滋病新药"事件 ……………… 26

案例五　项目管理视角审视"方案违背"事件 ……………………………… 32

案例六　项目管理视角审视"药物错发"事件 ……………………………… 38

案例七　项目管理视角审视"源数据缺失"事件 …………………………… 43

案例八　医学伦理视角审视"北京新药严重不良反应赔偿"事件 ………… 50

案例九　医学伦理视角审视"基因编辑婴儿"事件 ………………………… 57

案例十　医学伦理视角审视"黄金大米"事件 ……………………………… 65

案例十一　人类遗传资源管理视角审视"拿我的基因干什么"事件 ……… 71

案例十二　人类遗传资源管理视角审视"样本溢洒"事件 ………………… 77

附 录

附录一　医疗卫生机构开展研究者发起的临床研究管理办法(试行) ……… 85

附录二　国家药监局 国家卫生健康委关于发布药物临床试验质量管理规范的
　　　　公告 …………………………………………………………………… 94

附录三　国家市场监督管理总局令(第 27 号) …………………………… 125

1

附录四　中华人民共和国国家卫生健康委员会令(第 1 号) ············· 149

附录五　涉及人的临床研究伦理审查委员会建设指南(2020 版) ············· 158

附录六　关于印发涉及人的生命科学和医学研究伦理审查办法的通知 ··· 185

附录七　中华人民共和国国务院令(第 717 号) ············· 198

临床研究管理教学案例篇

项目管理视角审视"脑手术戒毒"事件

一、案情概述

吸毒成瘾是一种复杂的慢性复发性脑疾病。一直以来,医生们为寻找有效的戒毒方式不断努力,尝试通过各种方法,如药物疗法、针灸疗法、血液透析及心理疗法等治疗吸毒成瘾,但是均未取得较好的效果。研究表明,戒毒后的复吸率可高达95%。在这种情况下,部分医生最终决定冒险尝试一种新的医疗手段——脑手术戒毒。2000年,"脑手术戒毒"一词席卷全国,广东、上海、四川、湖南、陕西、江苏、北京等省市的20多家医院纷纷开展这项手术。患者看到了"终生戒毒"的新希望。

该技术起源于20世纪90年代的俄罗斯,其原理是通过切开立体定向扣带束,找到由吸毒形成的"犒赏性神经中枢"核团,破坏其神经纤维传导束,达到戒毒的目的[1]。当时,俄罗斯《论据与事实》杂志评价,这种手术能有效解决人类吸毒成瘾的问题。

俄罗斯的医生在该项研究发起两年后实施了第一次手术。众所周知,一项新的医疗技术应用于临床治疗前,必须经过严格的动物实验和临床试验证明其安全性和有效性,往往需要数年的追踪随访以及大数据的支撑,并且需要基础、临床、伦理等多学科的合作;而俄罗斯的研究者将尚未完成临床研究、没有被临床试验验证过安全性和有效性的技术应用于临床治疗,不仅可能导致医疗质量下降,造成医疗安全隐患,甚至可能危害人民群众的健康权益。同年,"脑手术戒毒"在我国掀起热潮。我国绝大多数医生采用的手术方式是立体定向扣带束切开术,该手术方法与俄罗斯相似,但俄罗斯采用的是冷冻法,而国内多采用热毁损法[2]。2002年,该技术被俄罗斯政府叫停。

2000 年,国内报道的首例手术由某市的一家医院开展。同年,某省卫生厅批准某医院开展脑手术戒毒相关的临床研究,即"脑磁图立体定向用于毒品戒断的研究"。但是,在研究尚未结题的情况下,该医院的医生擅自将研究的技术应用于临床,在大量患者中开展手术,且收取相关的手术费用。相关媒体在不考虑伦理后果的情况下肆意夸大研究效果,过度宣传,营造了该方法可以终结毒瘾的假象。更有医院在不具备资质或者缺乏专业人员的情况下,仓促开展手术戒毒项目。

2004 年,该手术被众多吸毒者视为救命稻草。但是,大部分人忽略了全球首例实施"开颅脑科戒毒手术"的俄罗斯圣彼得堡人脑研究所所长所说的"手术具有一定危险性"的事实。

2004 年 11 月 2 日,该手术被国家卫生部紧急叫停。原因有二:一是该研究是作为临床研究立项的,不能作为临床服务;二是据不完全统计,我国脑手术戒毒数量达到 500 例,这个数量已经满足了科研需求。4 日,卫生部再次通知,脑手术戒毒必须即刻停止,将按照有关规定对违反者做出处罚。在短短的两天时间内两次"叫停"脑科手术戒毒的这种做法,足以说明事情的严重性[3]。

二、分析讨论

教师可以根据教学目标(目的)灵活使用本案例,以下分析思路仅供参考。

1.混淆"医学研究"与"临床服务"概念,违背科研伦理道德和规范

从科研创新的角度看,研究者期望通过追求新的医疗技术解决目前存在的难题,帮助患者远离病痛,体现了医学人文关怀。但是,将未经批准、未提交结题报告、未经严格动物实验和临床研究证明其安全性和有效性的医学研究直接应用于临床治疗,在患者中大量开展手术,在宣传时,夸大了戒毒手术的研究效果,违背科研道德。在操作过程中,无视研究是否遵循科学、安全、规范、有效、经济、符合伦理的原则,未将患者的生命健康摆在首位,违背伦理道德。将医学研究与临床治疗混为一谈,无视在研究过程中可能会出现的伦理问题以及可能给患者的生命健康带来侵害等问题,未承担起第一责任人的职责。

政策法规依据

《医疗卫生机构开展研究者发起的临床研究管理办法(试行)》

第三条 医疗卫生机构开展临床研究是为了探索医学科学规律、积累医学知识,不得以临床研究为名开展超范围的临床诊疗或群体性疾病预防控制活动。

第六条 临床研究的主要研究者对临床研究的科学性、伦理合规性负责,应当加强对其他研究者的培训和管理,对研究对象履行恰当的关注义务并在必要时给予妥善处置。

《涉及人的生命科学和医学研究伦理审查办法》[4]

第十七条 涉及人的生命科学和医学研究应当具有科学价值和社会价值,不得违反国家相关法律法规,遵循国际公认的伦理准则,不得损害公共利益,并符合以下基本要求:

(一)控制风险。研究的科学和社会利益不得超越对研究参与者人身安全与健康权益的考虑。研究风险受益比应当合理,使研究参与者可能受到的风险最小化。

《医疗技术临床应用管理办法》[5]

第四条 医疗技术临床应用应当遵循科学、安全、规范、有效、经济、符合伦理的原则。

安全性、有效性不确切的医疗技术,医疗机构不得开展临床应用。

第六条 医疗机构对本机构医疗技术临床应用和管理承担主体责任。医疗机构开展医疗技术服务应当与其技术能力相适应。

医疗机构主要负责人是本机构医疗技术临床应用管理的第一责任人。

第九条 医疗技术具有下列情形之一的,禁止应用于临床(以下简称禁止类技术):

(一)临床应用安全性、有效性不确切;

(二)存在重大伦理问题;

(三)该技术已经被临床淘汰;

(四)未经临床研究论证的医疗新技术。

2.知情同意不规范

由于患者及家属治疗意愿特别强烈,某些医院和媒体抓住这个特点故意夸大疗效进行宣传,甚至故意对其他疗法避而不谈,使患者及家属对该手术趋之若鹜。术前告知中,部分医院会告知患者及家属该手术没有经过安全性评估,以及术后可能存在复吸、记忆力衰退、人格改变等风险,但也有部分医院绝口不提,甚至故意弱化风险,最终大多数患者仍然选择接受。这种情况属于"没有做到充分的告知和完全的知情同意"。

政策法规依据

《医疗卫生机构开展研究者发起的临床研究管理办法(试行)》

第三条 ······临床研究过程中,医疗卫生机构及其研究者要充分尊重研究对象的知情权与自主选择权。

《涉及人的生命科学和医学研究伦理审查办法》[4]

第十七条 涉及人的生命科学和医学研究应当具有科学价值和社会价值,不得违反国家相关法律法规,遵循国际公认的伦理准则,不得损害公共利益,并符合以下基本要求:

······

(二)知情同意。尊重和保障研究参与者或者研究参与者监护人的知情权和参加研究的自主决定权,严格履行知情同意程序,不允许使用欺骗、利诱、胁迫等手段使研究参与者或者研究参与者监护人同意参加研究,允许研究参与者或者研究参与者监护人在任何阶段无条件退出研究。

3.违反干预性研究的一般要求以及适当补偿的伦理原则

某些医院在进行该项手术时收取 2 万～5 万不等的医疗费用,这表明受试者不仅得不到相应的补偿,还要为临床研究支付相关费用。

政策法规依据

《医疗卫生机构开展研究者发起的临床研究管理办法(试行)》

第十一条 ······妥善保护干预性研究的研究对象(以下简称受试者)的健康权益,不得违反临床研究管理规定向受试者收取与研究相关的费用,对于受试者在受试过程中支出的合理费用还应当给予适当补偿。

4.伦理委员会和机构审查监管不到位

颅脑手术戒毒需要摧毁人的神经边缘系统,这种手术往往是不可逆的。迄今为止,人类的大脑并没有得到完全的开发,进行不可逆的手术是否会对患者的生命质量、行为习惯等产生影响还未可知,还存在是否可以为了满足人的心理需求而对大脑进行操作等问题,需要机构和伦理委员会在研究立项时开展严格的初始审查。跟踪采访发现,一些戒毒患者在手术后出现复吸,甚至出现性格变化、情绪失控、嗅觉减退、性欲减退等情况,导致生活质量下降。而在临床研究过程中,机构、伦理委员会没有承担起全过程监管的职责,导致试验过程严重不规范,甚至危害受试者的生命健康。

政策法规依据

《医疗卫生机构开展研究者发起的临床研究管理办法(试行)》

第二十三条 医疗卫生机构伦理(审查)委员会按照工作制度,对临床研究独立开展伦理审查,确保临床研究符合伦理规范。

第三十五条 医疗卫生机构应当对临床研究实施全过程监管,定期组织开展核查。主要研究者应当对负责的临床研究定期自查,确保临床研究的顺利进行。

第三十六条 医疗卫生机构应当加强临床研究的安全性评价,制定并落实不良事件记录、报告和处理相关的规章制度和规范标准,根据不良事件的性质和严重程度及时作出继续、暂停或者终止已经批准的临床研究的决定,并妥善保障已经入组受试者的权益。

第四十四条 省级及以上卫生健康行政部门设立的专家委员会或其遴选的专业机构,应当依托系统对辖区内医疗卫生机构开展的临床研究进行技术核查,对科学性不强、伦理不合规、研究过程管理不规范以及违反本办法有关规定的,应当及时建议其所在医疗卫生机构停止相关研究、妥善保护有关受试者的合法权益发现医疗卫生机构临床研究技术管理体系及临床研究技术管理存在系统性、结构性问题,应当建议医疗卫生机构暂停所有临床研究,进行整改。

《涉及人的生命科学和医学研究伦理审查办法》[4]

第七条 伦理审查委员会对涉及人的生命科学和医学研究进行伦理审查,包括初始审查和跟踪审查;受理研究参与者的投诉并协调处理,确保研究不会将研究参与者置于不合理的风险之中;组织开展相关伦理审查培训,提供伦理咨询。

《药物临床试验质量管理规范》[6]

第十二条　……(二)伦理委员会应当对临床试验的科学性和伦理性进行审查。

第十七条　……(六)临床试验机构应当设立相应的内部管理部门,承担临床试验的管理工作。

《医疗技术临床应用管理办法》[5]

第六条　医疗机构对本机构医疗技术临床应用和管理承担主体责任。医疗机构开展医疗技术服务应当与其技术能力相适应。

医疗机构主要负责人是本机构医疗技术临床应用管理的第一责任人。

三、案例启示

1.医学相关人员应以患者为中心,牢记历史使命

医学生、医生、研究者应该严格秉承患者至上、最优化、知情同意、保密守信的伦理原则,把患者的生命健康放在首位,注重研究的科学性、伦理性,严格按照相关法律规定的流程办事,时刻谨记法律是道德的底线、法律的红线不可逾越;不断完善自我,在科学伦理允许的范围内积极探索创新,时刻保持全心全意为患者服务的初心,牢记"健康所系,生命所托"的誓言;同时深刻理解爱国主义内涵,养成良好的医德医风,秉承大爱无疆的信念,构建医患命运共同体的价值依托,为维护祖国安宁和人民幸福奉献自己的一份力量。

2.管理者应制定规范的审批流程,严格按照相关法律法规执行

项目管理者应该根据相关法律法规制定严格规范的审批流程,相关方各司其职,实施过程标准化,针对不同情况下出现的问题采取不同的措施,学会分类管理与动态管理并行,积极解决执行过程中各个环节可能出现的问题;前瞻性地识别风险,制定完备的评估指标,使监察定期化、评估常态化,减少并杜绝各审查流于形式的现象;对项目参与者同样定期进行培训、管理、考核,使研究人员、伦理委员会成员具有足够的相关知识素养,提高思想意识,以更好地参与到研究中。

3.学校和教师应在课堂形式及教学内容等方面改革创新

在新医科建设的时代背景下,多学科交叉融通、复合型、高层次医学人才培养目标的提出对新时代医学生综合素质的培育提出了新的要求,对医学伦理学

教学也提出了新的挑战[7]。首先,面对脑手术等存在重大伦理问题的研究,不仅需要注重人文教学,使医学相关人员时刻秉承"医者仁心"的理念,更需要在平时的相关课程培训中改革伦理教学方法,如可采用场景模拟教学的方式引导学生进行伦理推断和决策,提高学生的伦理敏感度,或以实践地为载体,以采集故事、开展社会服务等方式进行,提高学生的共情能力;其次,将辩证历史唯物主义、爱国主义情怀渗透到课程教学中,使学生在学习理论知识的同时培养爱国主义意识,形成独立的思想模式,学会正确评价医疗改革、医学技术的历史发展进程;最后,医学院校要注重顶层设计,从全局的角度推动课程的建设与发展,通过多元化的教学方式增强学生的文化认同,在教学的过程中实现价值的引领,消除知识授权与价值引领的分离,努力培养新时代合格的医务人员,培养人民健康的守护者[8]。

四、启发思考题

1.你如何看待"脑手术戒毒"事件?

2.从伦理原则视角分析,此次事件违背了哪些伦理原则?

3.科研管理人员、伦理审查人员、研究者在本案例中存在哪些失职,应该如何承担起各自的责任?

4.从循证医学视角,"脑手术戒毒"事件存在哪些问题?

5.从受试者角度来说,受试者可以采取哪些措施保护自己的合法权益不受侵害?

6.通过本事件,你认为应该如何做好涉及严重伦理问题的临床研究的全程监管?

7.通过本事件,你认为可以通过哪些方式减少此类事件的发生?

五、参考文献

[1]蒋宇钢,向军,张凌云.颅脑手术戒毒的哲学与伦理思考[J].医学与哲学,2004(12):34-35.

[2]郎红娟.医学伦理视域中的脑手术戒毒问题研究[D].太原:山西大学,2011.

[3]汪一江."开颅戒毒"的伦理困境[J].医学与哲学,2005(5):34-35.

[4]科技教育司.关于印发涉及人的生命科学和医学研究伦理审查办法的通

知[EB/OL].(2023-02-27)[2023-2-28]. http://www.nhc.gov.cn/qjjys/s7946/202302/c3374c180dc5489d85f95df5b46afaf5.shtml.

[5]医疗技术临床应用管理办法[J].中华人民共和国国务院公报,2018,1645(34):52-58.

[6]药物临床试验质量管理规范[J].中国医药导刊,2003(5):367-372.

[7]王晓敏,刘星,周岚,等.新医科视域下医学伦理学教学改革思考[J].中国医学伦理学,2021,34(10):1371-1375.

[8]廖伟聪,肖向东,卢艳红,等."课程思政"视域下医学人文教育的改革逻辑与探索进路[J].中国医学伦理学,2021,34(10):1376-1379,1384.

（马琳颖、鲁欣欣）

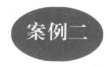

案例二

项目管理视角审视"法国临床试验致死"事件

一、案情概述

葡萄牙某制药公司研发的一种名为"BIA 10-2474"的药物,是脂肪酸酰胺水解酶(fatty acid amide hydrolase,FAAH)抑制剂,用于治疗神经性疼痛。2016年1月,该制药公司委托实施方Biotrial(一家位于法国雷恩的CRO公司)进行BIA 10-2474临床Ⅰ期试验,经双方讨论,初步计划做四个试验:①单次给药、安慰剂对照、剂量递增(SAD)试验;②多次给药、安慰剂对照、剂量递增(MAD)试验;③进食对药代动力学影响的试验;④药代/药效(PK/PD)试验。

在事件发生前,48名健康受试者服用了单次递增剂量的BIA 10-2474(0.25 mg、1.25 mg、2.5 mg、5 mg、10 mg、20 mg、40 mg和100 mg),24名健康受试者服用了多次递增剂量的BIA 10-2474(2.5 mg 10天、5 mg 10天、10 mg 10天、20 mg 10天)。共有12名其他受试者被纳入另一队列研究食物相互作用,他们接受了40 mg BIA 10-2474。因此,2015年7月至2015年12月,84名健康受试者服用了BIA 10-2474,未报告任何严重不良事件[1]。2016年1月,对8名受试者的第五个多剂量队列进行了研究:2名受试者服用安慰剂,6名受试者每天服用50 mg BIA 10-2474。MAD试验50 mg组的首次研究给药发生在2016年1月6日。1月10日(第5天)早上,所有受试者接受了第5次给药。当天晚上,有1名受试者(总给药剂量250 mg)出现严重不适,被送往医院住院治疗。显然,Biotrial并未将这位受试者的急性病症与试验药物联系到一起,因此在第二天,也就是2016年1月11日早8点,他们又对其他的5名活性药组受试者和2名安慰剂组受试者实施了第6次试验给药(此时BIA 10-2474的总给药剂量为 300 mg）。2016 年 1 月 13 日至 15 日，其他的 5 名接受 BIA 10-2474 的受试者先后住进了医院。

本次严重安全事故最终造成 1 人死亡，5 人住院。法国当局对本次事故进行调查后发现了严重的违规行为：当第一个受试者因身体严重不适被送往医院后，实施方不仅没有停止试验，而且未将该事实告知其他受试者，仍继续实施给药。同时，实施方未及时向法国的监管机构报告[2]，酿成了惨剧。

二、分析讨论

法国社会事务总监察局在向该国卫生部提交的初步调查报告中指出，Biotrial 作为该临床试验实施方在操作和事故处理过程中存在三大失误。

1.试验出现问题时未能及时处理

Biotrial 的第一大失误在于未能在事故发生后对是否继续试验及时做出决断，且在出现严重不良事件的首位受试者就医后，并未密切关注并充分了解其健康状况，仍继续让其他受试者服药。

政策法规依据

《药物临床试验质量管理规范》[3]

第二十三条 研究者实施知情同意，应当遵守赫尔辛基宣言的伦理原则，并符合以下要求：

......

（二）研究者获得可能影响受试者继续参加试验的新信息时，应当及时告知受试者或者其监护人，并作相应记录。

2.受试者知情同意未得到保护

Biotrial 的第二大失误是未在事故发生后立即将有关情况正式告知其他受试者，以确认他们是否愿意继续参与该试验，严重违背了知情同意书的伦理规则条款，即试验机构需要告知受试者任何最新变化，以便让受试者根据自己的意愿，随时选择退出或继续参与。

政策法规依据

《药物临床试验质量管理规范》[3]

第二十四条　知情同意书和提供给受试者的其他资料应当包括：

……

（十六）有新的可能影响受试者继续参加试验的信息时，将及时告知受试者或者其监护人。

3.暂停试验未立即报告监管机构

Biotrial 的第三大失误在于未及时向有关部门报告试验中的异常情况。当出现严重不良事件的首位受试者入院 4 天后，即试验暂停 3 天后，他们才正式向有关部门报告。

因为 Biotrial 的这些行为，政府监管机构无法获得最新的第一手信息资料，政府监管措施不力受到了抨击，社会各界对人体参与临床试验活动产生了不信任。

政策法规依据

《药物临床试验质量管理规范》[3]

第二十七条　……（二）申办者终止或者暂停临床试验，研究者应当立即向临床试验机构、伦理委员会报告，并提供详细书面说明。

三、案例启示

研究者是在受试者身上执行临床试验的人员，是临床试验中极其重要的角色，他们不仅担负着完成临床试验的任务，还要保证临床试验过程中受试者的安全。BIA 10-2474 临床Ⅰ期试验致死事件发生的原因在于：一方面，研究者没有设计好正确的起始剂量，也未对剂量递增终止做出合理的判断；另一方面，研究者未对可能存在的风险制定合理有效的措施。

1.设计正确的起始剂量

试验剂量的计算是否严谨关系着受试者用药的安全与否。因此，研究者进行临床试验前，应当在参考临床前研究相关数据的基础上，充分考虑其他影响因素,如试验药物自身的作用方式、靶向的特性以及动物种属和模型的相关性等,科学设计和选择起始剂量。计算剂量时应该使用多种方法,其中比较常用的方法有 NOAEL(未见明显不良反应剂量)和 MABEL(最大推荐起始剂量),对多种方法的计算结果进行对比后,从中选择合理的剂量作为起始剂量。在缺少临床前研究实验数据的情况下,考虑降低起始剂量。对于 BIA 10-2474 的起始剂量,采用 NOAEL 方法未超过最高剂量,但是根据 BIA 10-2474 药理活性机制,FAAH 抑制剂在人体中起作用的最低剂量为 1.25 mg,而 5 mg 的剂量可达到完全抑制[4],发生致死事件时,BIA 10-2474 的给药剂量已远超有效剂量。

2.谨慎处理试验中的严重不良事件

在 BIA 10-2474 事件中,研究者在首例严重不良事件发生后的处理存在如下问题。在 1 名受试者可能因为研究药物出现不适症状时,研究者未对该例严重不良事件进行深入的病因分析和进展追踪,也未暂停试验。在第 2 天继续给其他的 7 名受试者用药,使其他的 BIA 10-2474 组受试者继续暴露于未知风险中。所以,在每组递增试验完成时,应该关注该组发生的所有不良事件(adverse events, AEs)或严重不良事件(serious adverse events, SAEs),最后将所有剂量组的 AEs 和 SAEs 进行汇总。此外,遇到问题时,研究者要与申办方及时做好沟通,并对递增终止规则做出正确决策,以保护受试者的安全。另外,发生严重不良事件后,我国《药品注册管理办法》和《药物临床试验质量管理规范》(Good Clinical Practice, GCP)要求研究者积极上报相关单位和通知申办方。

3.全面评估首次人体研究的潜在风险

首次人体试验(first-in-human, FIH)是创新药开发过程中的重要环节,主要由动物数据外推,初步探索新药在人体的安全性、耐受性,以及药动学和(或)药效学特征。由于物种差异,动物实验结果并不能完全准确地预测人体的反应,所以 FIH 安全性风险极高。法国临床试验致死事件促使欧洲药物管理局(European Medicine Agency, EMA)对 2007 版首次人体试验的指导原则进行更新,此次更新的主要目的是增加受试者的安全性[5],提升临床研究的安全性。2017 年 7 月 25 日,EMA 发布了全新且更严格的"人类首次"试验条例,旨在更好地保护那些参与首次在人体进行的试验的受试者。新条例强调,药物开发人员必须对新化合物进行全面的临床前测试,包括验证它如何绑定目标,以及它是否会导致所谓的脱靶效应等。专家们认为,法国临床试验致死事件缺乏这样的临床前研究。不仅如此，EMA 还提供了详细的有关剂量以及如何监测受试者安全的具体指导。例如，申办者需要采取有效策略，尽量最小化每个试验步骤的风险，并且必须及时、充分地处理不良事件。而且，条例指出，在某些情况下，药物开发人员还需要分析前一步骤的所有结果，然后才能转入下一个步骤[6]。

在 FIH 前，需要充分了解药物的吸收、分布、排泄特征。尤其要关注研究药物的主要代谢酶、活性或毒性代谢产物暴露量及体内过程，预测评估由此可能产生的人体安全性风险。应始终保持高度警惕，不放过任何可能提示药物风险的信号，遇到问题全面分析，保守处理[7]。

综上所述，创新药研发过程步步惊心，FIH 存在极高风险。研究者和医务人员需具备专业背景，通过 GCP 等方面的专业培训。在 FIH 前，研究者应该充分了解并根据临床前研究数据制定合理的风险控制措施，选择合适的起始剂量和终止标准。相关研究人员在试验进行过程中应提高警惕，谨慎处理 AEs 或 SAEs。在每组试验结束后，应留出足够的时间对每组的实验室数据进行观察和思考，理性判断是否要继续试验，以保护受试者安全为根本原则，避免 BIA 10-2474 事件再次发生。

医疗卫生行业从业人员应该在开展临床试验、努力促进医学进步的同时，始终以人民为中心，为建设健康中国、增进人民健康福祉做出新贡献。

四、启发思考题

1.如何看待"法国临床试验致死"事件？

2.法国雷恩的临床试验机构在此次事件中存在的主要问题是什么？

3.该事件反映出的问题对我们有什么启示？

4.该案例违背了哪些临床研究相关法律法规？

5.通过本事件，你认为我国在临床研究管理方面针对该问题应采取什么样的措施？

五、参考文献

[1]KERBRAT A，FERR J-C，FILLATRE P，et al. Acute neurologic disorder from an inhibitor of fatty acid amide hydrolase [J]. New England Journal of Medicine，2016，375(18)：1717-1725.

[2]2016年你必须了解的国际医学大事［J］.健康管理，2017(1)：6.

[3]国家药监局 国家卫生健康委关于发布药物临床试验质量管理规范的公告[J].中华人民共和国国务院公报,2020(19):65-86.

[4]李江帆,薛薇,胡欣,等.法国 BIA 10-2474 临床试验事件对我国研究者的启示[J].中国药物警戒,2018,15(2):94-97,102.

[5]曹烨,万帮喜.药物临床试验中的安全评价[J].中国新药杂志,2017,26(22):2646-2651.

[6]泉琳."以身试药"的安全性之路［J］.科学新闻,2017(8)：57-59.

[7]陈霞.BIA 10-2474 药物临床研究中5 例健康受试者神经系统损害及死亡事件的启示［J］.协和医学杂志,2018,9(3)：256-260.

（赵小璐、焦文姣）

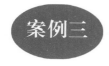

案例三

项目管理视角审视"畸形婴儿药害"事件

一、案情概述

20 世纪的"海豹儿"事件震惊世界,当时,研究者发现沙利度胺具有良好的镇静安眠作用,将其广泛应用于控制妇女妊娠期精神紧张,缓解孕期妊娠反应。沙利度胺又称"反应停",自 1957 年上市后,风靡很多国家和地区。然而,短短五年内,近万名海豹肢畸形儿的出生使"反应停"从"孕妇的理想选择"变成了"孕妇的噩梦"[1]。

1953 年,瑞士诺华制药的前身——CIBA 药厂在尝试开发抗生素时,合成了沙利度胺。虽然沙利度胺并没有抗生素活性,但在动物实验中却发现其对小鼠具有镇静作用。随后,德国的制药商格兰泰推出沙利度胺,并于 1957 年首次将其用作处方药。当时的法案并没有对药物上市前的临床研究做出任何限制性的规定,并且当时的新药上市审批政策为"默示审批"。由于较为宽松的审批制度以及对疗效的过度宣传,该药物成功上市并风靡亚洲、欧洲、非洲以及大洋洲等,成为不少孕妇的最佳选择。

1959 年,西德出现很多手脚畸形的婴儿,这些畸形婴儿有的没有上下肢,手和脚直接长在躯干上,有的上下肢短小,形似海豹,被称为"海豹儿"。该事件引起社会极大的关注。澳大利亚产科医生威廉·麦克布里德在英国《柳叶刀》(*The Lancet*)杂志上报告"反应停"能导致婴儿畸形,并于 1961 年发表"畸形的原因是催眠剂——反应停",使人们十分震惊。截至 1963 年,世界各地如西德、荷兰、日本等由于服用该药物诞生了 12000 多名海豹儿,对社会造成了恶劣影响。

值得一提的是,当时的美国在这场突如其来的浩劫中得以幸免。美国一家小制药公司梅里尔公司获得"反应停"的经销权后,于 1960 年 9 月向食品药品监督管理局（Food and Drug Administration，FDA）提出上市销售的申请。当时 Frances Oldham Kelesy 博士于 1960 年接受申请成为 FDA 工作人员，并于就职一个月后被指派审查沙利度胺的新药申请。她注意到，"反应停"对人有非常好的催眠作用，但是对小鼠催眠效果却不明显。这是否意味着人和动物对这种药物有不同的药理反应呢？有关该药的安全性评估几乎都来自动物实验，能否靠得住呢？并且 Kelesy 认为该药物的临床数据不足，个人证词多于科学数据，因此 FDA 要求公司提供更多的试验数据，并没有批准其在美国上市。FDA 的坚持，使得美国在这场大型灾难中幸免于难。

研究表明，人类胚胎的肢体发育时间为：上肢开始于受精后第 26 天，下肢开始于受精后第 28 天，并且一直持续到第 56 天。"反应停"于此时可引起四肢原基的体细胞突变。沙利度胺是一种手性药物，其本质上是一种左旋异构体和右旋异构体的混合物。其右旋异构体具有治疗作用，可以减轻孕妇的早期妊娠反应，但是左旋异构体却具有致畸性，正是导致海豹儿的罪魁祸首。并且，"反应停"的致畸性有一个大问题，它可以与 Cereblon 蛋白（CRBN）直接结合，抑制 CRBN 参与的 E_3 泛素连接酶复合物的活性，抑制成纤维细胞生长因子表达，导致胚胎畸形，而在动物实验中并没有发现这种不良反应[2]。事后研究表明，这些动物服药的时间并不是"反应停"作用的敏感期，并且不同的动物种属对"反应停"的致畸作用有明显差异，导致大鼠、小鼠的致畸性实验都很难得出结果。因此，仅仅依靠啮齿类动物实验是远远不够的。

这场灾难随着 1961 年 11 月 28 日在西德成为头条新闻，格兰泰宣布从市场上撤回药物而告一段落，但是此时已有不计其数的婴儿与家庭遭受灾难。1962 年，Kelesy 博士因为她的原则与坚定的立场获得美国"杰出公民总统奖"。因为"反应停"，公众要求国会加强立法。同年 10 月 10 日，国会通过《科夫沃-哈里斯修正案》，该修正案第一次要求制药商在新药上市前必须向 FDA 提供经临床试验证明的药物安全性和有效性的双重信息。由此，世界食品药品检验最权威的机构也逐渐被 FDA 替代。

"反应停"从此永远退出了历史舞台，但科学界对它的研究却从未停止。目前，沙利度胺经规范化的临床试验验证后已获得广泛临床应用，可被用来治疗麻风结节性红斑、炎症性肠病、动脉粥样硬化、强直性脊柱炎等[3]。

二、分析讨论

教师可以根据自己的教学目标（目的）来灵活使用本案例，这里提出本案例的分析思路,仅供参考。

1.药物上市前,未经严格的动物实验及临床试验,缺乏规范的安全性评估

在本案例中,药品注册申请人尝试以临床价值为导向的药物创新是值得鼓励的。但是联邦德国药厂在发现沙利度胺对中枢神经系统有一定的镇静催眠作用以及能够显著抑制孕妇的妊娠反应(止吐等反应)后,只经过简单的动物实验,未执行严格的临床试验就将其申请注册、投入市场,没有将患者的权益与健康摆在首位,无视不良药物可能带来的严重后果,违反了相关法律规定。

政策法规依据

《药品注册管理办法》[4]

第十条 申请人在申请药品上市注册前,应当完成药学、药理毒理学和药物临床试验等相关研究工作。

第三十四条 申请人在完成支持药品上市注册的药学、药理毒理学和药物临床试验等研究,确定质量标准,完成商业规模生产工艺验证,并做好接受药品注册核查检验的准备后,提出药品上市许可申请,按照申报资料要求提交相关研究资料。经对申报资料进行形式审查,符合要求的,予以受理。

《中华人民共和国药品管理法》[5]

第十七条 从事药品研制活动,应当遵守药物非临床研究质量管理规范、药物临床试验质量管理规范,保证药品研制全过程持续符合法定要求。……

《药品生产质量管理规范》[6]

第五条 企业应当建立符合药品质量管理要求的质量目标,将药品注册的有关安全、有效和质量可控的所有要求,系统地贯彻到药品生产、控制及产品放行、贮存、发运的全过程中,确保所生产的药品符合预定用途和注册要求。

2.药物上市前,相关机构未充分进行安全性、有效性和质量可控性等审查

在本案例中,药品注册申请人在未执行严格的临床试验方案的情况下申请药物的注册与上市,西德、荷兰、日本等的药品监督管理机构审查通过了该申请,该药物成功上市并大量应用于人群,导致最终出现严重的后果。而美国在FDA的坚决阻止下,避免了这一悲剧的发生。相关机构对药品的有效性、科学性、安全性、质量可控性审查不到位是这一事件发生的主要原因。

政策法规依据

《药品注册管理办法》[4]

第三十四条　申请人在完成支持药品上市注册的药学、药理毒理学和药物临床试验等研究,确定质量标准,完成商业规模生产工艺验证,并做好接受药品注册核查检验的准备后,提出药品上市许可申请,按照申报资料要求提交相关研究资料。经对申报资料进行形式审查,符合要求的,予以受理。

第三十八条　药品审评中心应当组织药学、医学和其他技术人员,按要求对已受理的药品上市许可申请进行审评。

审评过程中基于风险启动药品注册核查、检验,相关技术机构应当在规定时限内完成核查、检验工作。

药品审评中心根据药品注册申报资料、核查结果、检验结果等,对药品的安全性、有效性和质量可控性等进行综合审评,非处方药还应当转药品评价中心进行非处方药适宜性审查。

第五十一条　药品注册检验,包括标准复核和样品检验。标准复核,是指对申请人申报药品标准中设定项目的科学性、检验方法的可行性、质控指标的合理性等进行的实验室评估。样品检验,是指按照申请人申报或者药品审评中心核定的药品质量标准对样品进行的实验室检验。

第九十二条　药品注册申请符合法定要求的,予以批准。

药品注册申请有下列情形之一的,不予批准:

(一)药物临床试验申请的研究资料不足以支持开展药物临床试验或者不能保障受试者安全的;

……

(三)申报资料不能证明药品安全性、有效性、质量可控性,或者经评估认为药品风险大于获益的。

3.药物上市后,药物上市许可持有人未承担相应责任

在本案例中,德国制药商格兰泰在药品成功申请注册上市后没有对药物进行全过程的监督、质量管理,没有制订药品上市后风险管理计划,没有主动收集不良反应信息,也没有制定应对风险预案。在海豹儿刚出现的第一时间没有提高警觉,甚至继续宣传药物的疗效,最终导致12000多例海豹儿出生,给众多家庭带来巨大灾难。

政策法规依据

《中华人民共和国药品管理法》[5]

第六条 国家对药品管理实行药品上市许可持有人制度。药品上市许可持有人依法对药品研制、生产、经营、使用全过程中药品的安全性、有效性和质量可控性负责。

第三十条 ……药品上市许可持有人应当依照本法规定，对药品的非临床研究、临床试验、生产经营、上市后研究、不良反应监测及报告与处理等承担责任。

第七十七条 药品上市许可持有人应当制定药品上市后风险管理计划，主动开展药品上市后研究，对药品的安全性、有效性和质量可控性进行进一步确认，加强对已上市药品的持续管理。

第八十条 药品上市许可持有人应当开展药品上市后不良反应监测，主动收集、跟踪分析疑似药品不良反应信息，对已识别风险的药品及时采取风险控制措施。

第八十一条 药品上市许可持有人、药品生产企业、药品经营企业和医疗机构应当经常考察本单位所生产、经营、使用的药品质量、疗效和不良反应。发现疑似不良反应的，应当及时向药品监督管理部门和卫生健康主管部门报告。具体办法由国务院药品监督管理部门会同国务院卫生健康主管部门制定。

第八十三条 药品上市许可持有人应当对已上市药品的安全性、有效性和质量可控性定期开展上市后评价。

《药品生产质量管理规范》[6]

第二百六十九条 应当建立药品不良反应报告和监测管理制度，设立专门机构并配备专职人员负责管理。

第二百七十条 应当主动收集药品不良反应，对不良反应应当详细记录、评价、调查和处理，及时采取措施控制可能存在的风险，并按照要求向药品监督管理部门报告。

第二百七十一条 应当建立操作规程，规定投诉登记、评价、调查和处理的程序，并规定因可能的产品缺陷发生投诉时所采取的措施，包括考虑是否有必要从市场召回药品。

第二百七十六条 应当定期回顾分析投诉记录，以便发现需要警觉、重复出现以及可能需要从市场召回药品的问题，并采取相应措施。

4.药物上市后,相关机构未对药物使用情况进行跟踪审查、核查

在本案例中,沙利度胺上市后,相关机构没有对药品的使用情况及不良反应进行及时、实时的监督核查,没有在不良事件发生的第一时间采取措施,一定程度上导致了该事件的持续恶化,没有承担起监督审查的职责。

政策法规依据

《中华人民共和国药品管理法》[5]

第九十九条 药品监督管理部门应当依照法律、法规的规定对药品研制、生产、经营和药品使用单位使用药品等活动进行监督检查,必要时可以对为药品研制、生产、经营、使用提供产品或者服务的单位和个人进行延伸检查,有关单位和个人应当予以配合,不得拒绝和隐瞒。

5.未关注弱势群体参与临床研究的伦理性、科学性、安全性

每年有许多药物被批准上市,而新药上市前几乎从不对妊娠妇女做试验,测定该产品对胎儿是否会产生影响,这其中涉及大量的伦理问题。在本案例中,沙利度胺是专门应用于孕妇止吐的药物,其安全性更需要严格审查,仅依靠鼠类的动物研究结果申请注册且应用于孕妇,是极端错误的。

政策法规依据

《中华人民共和国药品管理法》[5]

第二十条 开展药物临床试验,应当符合伦理原则,制定临床试验方案,经伦理委员会审查同意。

伦理委员会应当建立伦理审查工作制度,保证伦理审查过程独立、客观、公正,监督规范开展药物临床试验,保障受试者合法权益,维护社会公共利益。

《涉及人的生命科学和医学研究伦理审查办法》[7]

第十七条 涉及人的生命科学和医学研究应当具有科学价值和社会价值,不得违反国家相关法律法规,遵循国际公认的伦理准则,不得损害公共利益,并符合以下基本要求:

......

(六)特殊保护。对涉及儿童、孕产妇、老年人、智力障碍者、精神障碍者等特定群体的研究参与者,应当予以特别保护;对涉及受精卵、胚胎、胎儿或者可能受辅助生殖技术影响的,应当予以特别关注。

三、案例启示

1.申办者应规范管理体系,弘扬爱国情怀

对于一家医药健康企业,最大的企业责任莫过于提供安全且有效的药物。药品是特殊的商品,是与人民的生命健康息息相关的。因此,作为药品生产及服务供应商的药企,除了履行企业的基本责任、法定责任和道义责任之外,还应更加注重药品的安全性、科学性、伦理合规性,怀着对生命的高度敬畏之心,生产良心药,销售放心药。药品应该严格按照法律和规章制度的要求,并遵照相关流程申请上市;药品上市后,药企应积极完善企业质量监督、管理体系,让质量监督管理活动贯穿产品的整个生命周期[8],并主动收集不良反应信息、定期回顾分析不良反应事件、制定不良反应事件应急预案等,真正做到"以人为本",而不是把追求利益作为唯一的目标,培养企业家爱国情怀,将企业发展与国家繁荣紧密结合起来,弘扬企业家精神,将爱国主义情怀贯彻始终,在实际行动中展现药企的爱国主义精神。

2.机构应切实承担审查监督职责

药品监管是一种公共服务,是国家公共安全体系重要的组成部分。药品检查是药品监管的重要管理技术手段[9]。在实施药品监督和稽查工作的过程中,首先,需要制定完善的管理制度,在法律规定的范围内履行监督和管理职能。其次,加强人才队伍建设,培养具有较高综合素质的人才队伍,以便在应对突发不良事件的情况下迅速反应,将对人民群众的伤害减到最小。最后,药品上市前、上市后及时跟踪审查,及时发现问题、解决问题,全面落实药品的监督管理。随着全球药品供应链的不断延长和日趋复杂化,各国药品监管部门都面临监管范围内的进口产品数量急剧增长、种类日益复杂和检查资源有限带来的严峻挑战[8],相关机构应与药企一起为保证人民用药安全、经济、有效、合理、方便、及时而贡献自己的力量,为人民的幸福安康保驾护航。

3.研究者应坚持原则,为患者谋福祉

医药行业与人民的生命安全和健康息息相关,因此,研究者应该承担起自己应尽的责任与义务。首先,研究者应该严格遵守法律法规的相关规定,在法律允许的范围内行事;其次,研究者应坚持自己的初心与原则,牢记"健康所系,生命所托"的誓言,切不可因为某些客观原因违背自己的原则,违反相关法律法规;最后,研究者应深刻理解爱国主义精神,不断完善与提高自己,在自己的职责范围内最大化地为患者谋福祉。

4.孕妇作为特殊人群,应提高安全和规范用药意识

孕妇作为弱势群体,其用药不仅关系到自身的安全,药品是否能够透过胎盘对胚胎产生影响也是其关注的问题。我国每年新药注册数量呈上升趋势,但是许多新药说明书在孕妇是否可用方面描述不明确。由此导致两种极端:一种是部分孕妇不能充分认识到用药的危害性,存在私自滥用药物的现象;另一种是部分孕妇由于对用药危害性存在警惕,在患病后盲目拒绝治疗。这两种情况都是不科学、不规范用药的情况,会对胎儿产生不利影响。因此,孕妇自身应注意谨遵医师指导,在孕期前三个月内尽量避免使用药物,不得已必须使用药物时,应尽可能选择临床使用时间长的安全药物,应按照最低有效剂量、最短有效疗程使用,避免盲目用药、联合用药。

四、启发思考题

1.如何看待"海豹儿"事件?

2.从规章制度的角度来看,国家应该从哪些方面完善相关法律法规?

3.药企、相关机构、医疗相关个人在本案例中存在哪些失职,应该如何承担起各自的职责?

4.在孕妇这一类弱势人群的用药方面,药企在申请新药上市前应该提供哪些实验过程及数据以避免恶性事件发生?

5.通过本事件,你认为应该如何做好涉及弱势群体用药的全程监管?

6.通过本事件,你认为可以通过哪些方式减少此类事件的发生?

五、参考文献

[1]琚端,李增彦,李洁,等.沙利度胺致胎儿海豹肢畸形一例[J].中华医学杂志,2019(44):3509-3510.

[2]BERMEJO-SÁNCHEZ E,CUEVAS L,AMAR E,et al. Amelia:A multi-center descriptive epidemiologic study in a large dataset from the International Clearinghouse for Birth Defects Surveillance and Research,and overview of the literature[J]. Am J Med Genet C Semin Med Genet,2011,157C (4):288-304.

［3］林美珍,祝美术,张丽丽,等.沙利度胺的药理机制及临床新应用［J］.海峡药学,2017,29(10):81-83.

［4］药品注册管理办法［J］.中华人民共和国国务院公报,2020(14):40-56.

［5］中华人民共和国药品管理法［J］.中华人民共和国全国人民代表大会常务委员会公报,2019(5):771-788.

［6］药品生产质量管理规范(2010 年修订)［J］.中华人民共和国卫生部公报,2011(2):3-29.

［7］科技教育司.关于印发涉及人的生命科学和医学研究伦理审查办法的通知［EB/OL］.(2023-02-27)［2023-2-28］. http://www.nhc.gov.cn/qjjys/s7946/202302/c3374c180dc5489d85f95df5b46afaf5.shtml.

［8］范琳琳,梁毅.FDA-EU 药品检查互认协议的推出对我国制药企业的影响［J］.中国医药工业杂志,2019,50(2):229-232.

［9］郑永侠,杜婧,杨悦,等.国际药品检查组织(PIC/S)申请加入程序及对我国的启示［J］.中国医药工业杂志,2019,50(9):1059-1064.

（马琳颖、鲁欣欣）

项目管理视角审视"北京某医院艾滋病新药"事件

一、案情概述

案件源自 2004 年,34 名艾滋病患者因 2003 年由美国纽约国际商业集团、美国病毒基因公司、中国疾病预防控制中心、性病艾滋病预防控制中心及北京某医院合作开展的名为"胸腺核蛋白(thymus nuclear protein,TNP)药物试验"向美国国立卫生研究院(National Institutes of Health,NIH)和原中华人民共和国卫生部投递了一封投诉信。

2003 年 2 月下旬,北京某医院的医护人员在村支书王某的带领下来到了双庙村,采集了 100 余人的血样。北京某医院并未对村民做出详细的解释,当地村民对于采血原因并不知情。不久,检查"合格"的人接到通知,让其到北京某医院接受免费的住院治疗。

2003 年 3 月 5 日至 11 月 2 日,39 名艾滋病病毒感染者被选中参加北京某医院 TNP 药物试验。其中 18 人来自河南省柘城县某村,另外 18 人来自河南睢县某村,其余 3 名患者来源不详。所有患者在治疗开始前半月左右住进北京某医院接受进一步检查,最终,34 名受试者通过筛选进入试验。

2003 年 3 月 5 日,美国病毒基因公司代表带来"患者知情同意书",某研究者当场宣读知情同意书,现场患者未提出相关疑问就进行了知情同意书的签署。后来,在相关采访中有受试者表示,此前的某一天,该医院赵某心医师发表了"能接受这次治疗,你们都是幸运者。用上这个药,管你二十年没问题"的讲话,让大部分患者对这次试验的治疗效果深信不疑,这一点赵某心医师在后续的听证会上未予否认。在本次签署知情同意书的受试者中,部分受试者文化程度较低,不能写自己的名字,对文书中的内容不具备阅读能力。同时,知情同意书中"胸腺核蛋白"与其英文缩写"TNP"存在不规则混用问题,对于"study"一词的翻译,存在"科研""研究"与"治疗"并用的情况,其中"治疗"一词使用率较高。至于知情同意书中写到的"参与治疗的患者将得到已签署的知情同意书及权益书"一事,自当天签字完成至试验结束,受试者均未拿到知情同意书副本,并且,事后受试者提出需要知情同意书副本时,试验方收取 48 元/份的复印费用。

2003 年 3 月 6 日,北京某医院伦理委员会审查通过了 TNP 试验项目。

在住院"治疗"的 180 天内,受试者共接受 16 针试验药物注射,在随后的 5 个月随访期内,受试者接受 8~9 次,抽血检验,每次抽取 7 管血。期间由北京某医院给予受试者 3 次抽血补助,随访期间,医院提供一次午餐,早、晚餐和随访产生的住宿费用均由受试者自行承担。

试验进行期间,受试者李某经常高烧,且伴随出现腹泻、皮疹、口腔溃疡等不良反应,CD4 免疫功能指标降至 60。李某自述"只要一停用胸腺核蛋白(试验用药)身体便会好转,一用药体重就下降"。对此,医院做出"这种药是先杀艾滋病毒,杀完了之后,免疫力便自然上升"的回答。李某偷偷服用其丈夫购买的抗菌药物,效果明显,自述身体立即好转。医院曾因此找到李某,让她不要再服用其他药物,理由是这样会影响"治疗"效果。

受试者朱某某注射针剂的第二天,出现感冒、发高烧等多种症状,被医院要求出院回家。回家后,由于朱某某身体情况好转,医院让他将 TNP 针剂带回家里注射。然而在七针用完之前,朱某某被发现在家中死亡。

另外一名受试者朱某,在最后一次随访结束后,出现了高烧、双目失明的症状,不久后死亡。

然而,美国纽约国际商业集团的中文网站将本次试验结果描述为"患者在接受注射后的长时期内通过定量 PCR(聚合酶链式反应)和 PBMC(外周血单个核细胞)病毒载量测试,HIV-1 病毒呈下降趋势。人体临床试验证实,胸腺核蛋白治疗可以有效降低患者体内的病毒负荷(该结论通过 PCR 测试和 PBMC 测试获得),对于人体的免疫系统有很大的改善作用,且无任何抗药性及毒副作用",对外宣称受试者病情改善,全部存活。上述内容均与该试验的实际情况不符。

2004 年 4 月中旬,原国家食品药品监督管理局公开声明,胸腺核蛋白制剂的临床试验从未经过原国家食品药品监督管理局批准。根据《中华人民共和国药品管理法》和《药品注册管理办法》相关规定,该临床试验是违法的。

美国纽约国际商业集团的中文网站介绍:TNP 不同于目前世界上的其他

胸腺提取产品(如胸腺肽、胸腺五肽等),它是唯一经过高度提纯的单一蛋白体,具有增强、调节免疫力的作用,是获得全球专利的高科技细胞免疫增强制剂和免疫调节制剂。然而,美国专利局和世界知识产权组织专利数据库中并无这种制剂的任何记录。

该网站称,TNP 的发明人为"国际著名医学科学家"Harry Zhabilov 博士和"美国著名生化学家"Hampar Karageozian"博士"。实际上,Harry Zhabilov 博士仅发表过一篇生物医学论文,而 Hampar Karageozian"博士"是生物化学专业的硕士,仅发表过一篇眼科方面的论文。截至试验结束,两人均无艾滋病相关研究成果[1,2]。

二、分析讨论

本案例中存在违法进行临床试验,知情同意、伦理审查程序不规范等问题。

1.违法进行临床试验

事件发生时,国家已发布了 2002 版《药品注册管理办法》(试行)[3],其中第二十四条要求:"药物的临床研究包括临床试验和生物等效性试验。药物临床研究必须经国家药品监督管理局批准后实施,必须执行《药物临床试验质量管理规范》。"本案例中,胸腺核蛋白制剂的临床试验未经过原国家药品监督管理局批准,既不符合《药品注册管理办法》的规定,也违反了当时的《中华人民共和国药品管理法》[4]。

2.知情同意不规范

(1)公正见证人缺失。《药物临床试验质量管理规范》[5]第二十三条要求:"若受试者或者其监护人缺乏阅读能力,应当由一位公正的见证人见证整个知情同意过程。研究者应当向受试者或者其监护人、见证人详细说明知情同意书和其他文字资料的内容。"

本案例中,参与临床试验的受试者受教育程度较低,对知情同意书的内容存在不能理解的问题,知情同意过程中应有与临床试验无关,不受临床试验相关人员不公正影响的个人作为公正见证人。

(2)知情同意书原件/副本受试者留存不规范。《药物临床试验质量管理规范》[5]第二十三条要求:"受试者或者其监护人应当得到已签署姓名和日期的知情同意书原件或者副本,和其他提供给受试者的书面资料,包括更新版知情同意书原件或者副本,和其他提供给受试者的书面资料的修订文本。"

本案例中,受试者完成知情同意后未获得知情同意书副本,受试者提出要求后被收取48元/份的费用,违背了知情同意书中所写的"参与治疗的患者将得到已签署的知情同意书及权益书"。

(3)知情同意书内容不规范。《药物临床试验质量管理规范》[5]第二十三条要求:"知情同意书等提供给受试者的口头和书面资料均应当采用通俗易懂的语言和表达方式,使受试者或者其监护人、见证人易于理解。"

本案例中,知情同意书文本存在"胸腺核蛋白与其英文缩写 TNP 不规则混用""'study'的翻译'科研''研究'与'治疗'并用"等不规范内容,使本就教育程度不高的受试者难以理解。

3.伦理程序不规范

《药物临床试验质量管理规范》[5]第十九条要求:"临床试验实施前,研究者应当获得伦理委员会的书面同意;未获得伦理委员会书面同意前,不能筛选受试者。"

本案例中,北京某医院于2003年2月下旬采集当地村民100余份血样进行检测;2003年3月5日,受试者签署知情同意书;2003年3月6日,某医院召开伦理委员会并通过了 TNP 药物试验。其筛选受试者、签署知情同意书均早于该临床试验通过伦理审查的日期,伦理程序不规范。

4.数据造假

《药物临床试验质量管理规范》[5]强调,申办者是临床试验数据质量及可靠性的最终责任人。申办者公司网站宣称本试验所有受试者病情改善,全部存活,不符合实际情况。

三、案例启示

临床试验的成功与否是药物能否上市的关键因素。申办者作为药物研发企业,为了利益进行临床试验的行为符合市场规律,但因行业存在特殊性,也应在基于伦理原则并且遵守国家相关法律法规的前提下进行。

2020年,我国最新版药物临床试验管理规范出台,对申办者的责任进行了进一步的细化。其中重点强调,申办者应为临床试验的全过程负责。应把保护受试者的权益和安全,以及临床试验结果的真实、可靠作为基本考虑,其次才是药品注册上市。此外,还应及时兑付给予受试者的补偿或赔偿;监查计划应特别强调保护受试者的权益。而与临床试验相关的损害或死亡(不包括研究者和机构自身过失所致损害)的诊疗费用及补偿由申办者承担。申办者在拟定临床试验方案时,应提供足够的安全性和有效性数据支持其给药途径、剂量和疗程。申办者负责试验用药品的安全性评估及临床试验风险与获益评估,应按要求和时限报告药物不良反应,并提交安全性定期报告和更新报告。

目前,全球各国对临床研究在医学事业和医药产业中的核心纽带作用都十分重视。涉及人的临床试验的伦理学问题、受试者的知情同意权、伦理委员会和研究人员在受试者保护中的作用一直是本领域研究的热点问题。

本案例中,申办者先是违规开展临床试验,后续又未能尊重受试者的知情同意权。由于研究药物的科学性存疑,受试者的生命安全无法得到保证,出现了多起不良事件。申办者本身存在财务问题,受试者应有的补偿未能落实。研究过程中未实行质量控制,出现严重的方案违背。在结果发布时,忽视上述不良事件及方案违背,捏造临床试验数据,最终被受试者投诉至美国国立卫生研究院。

本案例问题突出,揭示了我国临床试验发展过程中存在的重大问题。申办者应从自身角度思考上述问题发生的深层次原因,持续改进临床试验的设计与运行,切实提高临床试验质量。

四、启发思考题

1.申办者在此事件中存在的主要问题是什么?

2.北京某医院在此事件中存在的主要问题是什么?

3.该案例违背了哪些临床研究相关法律法规?

4.通过本事件,在临床研究管理方面,你认为我国针对类似问题应采取什么样的措施?

5.结合本案例,请思考若申办者来自医疗水平高于我国的国家,如何保证我国受试者权利不被侵犯?

五、参考文献

[1]"新药临床试验"的中国牺牲者[J].经济,2004(7):46-49.

[2]方玄昌,冯亦斐.艾滋药物试验谜团:令人困惑的药效[J].中国新闻周

刊,2005(21):24-26.

[3]药品注册管理办法(试行)[J].中国药事,2002(12):3-13.

[4]中华人民共和国药品管理法[J].中国药学杂志,2001(12):68-72.

[5]国家药监局 国家卫生健康委关于发布药物临床试验质量管理规范的公告[J].中华人民共和国国务院公报,2020,No.1702(19):65-86.

（焦文姣、赵小璐）

案例五

项目管理视角审视"方案违背"事件

一、案情概述

一项抗肿瘤药物临床试验方案规定,如果受试者的中性粒细胞及白细胞出现Ⅲ度骨髓抑制,则受试者下一周期的化疗药物剂量应减少25%。方案具体要求见表5-1。

表 5-1   化疗药剂量调整方案

毒性	发生次数	试验药物治疗	剂量调整	
1~2级	—	继续	不调整剂量,但需随访	
≥3级	第一次出现	暂停给药	28天内恢复至≤2级	剂量较前次给药量减少25%
			28天内未恢复至≤2级	停止给药
	第二次出现	暂停给药	28天内恢复至≤2级	剂量较前次给药量减少25%
			28天内未恢复至≤2级	停止给药
	第三次出现	暂停给药	—	

第一例受试者 A 在治疗期出现Ⅲ度骨髓抑制,给予对症治疗后,状况好转;但研究医生考虑到患者一般状况良好,认为不减量患者的获益可能更大。研究医生与申办方协商之后决定不减量,故在下一周期治疗时并未给受试者减量。临床协调员(clinical research coordinator,CRC)未意识到研究者此行为存在问题,临床监查员(clinical research associate,CRA)没有定期监察计划且在日常监察过程中并未发现此问题。机构办质控工作人员质控时发现此方案违背,要求该项目负责人在病程中如实记录方案违背并及时报告伦理委员会,伦理委员会收到方案违背报告后组织伦理审查委员会会议,进行审查。

二、分析讨论

教师可以根据教学目标(目的)灵活使用本案例,以下分析思路仅供参考。

1.申办者应建立质控体系,切实履行全流程监管职责

该案例中,研究者认为受试者一般状况良好,在药物不减量的情况下,受试者的获益可能更大。但这不符合临床试验方案的要求,研究者将自己的临床判断与申办者进行了相关沟通。申办者明知是严重方案违背,却允许研究者执行相关方案,未切实履行相关的监管职责。

政策法规依据

《药物临床试验质量管理规范》[1]与《ICH GCP E6(R2)》[2]指出,申办者应当建立临床试验的质量管理体系,确保临床试验各环节具有可操作性,从而保证临床试验的质量。申办者的临床试验的质量管理体系应当涵盖临床试验的全过程,包括临床试验的设计、实施、记录、评估、结果报告和文件归档。质量管理包括有效的试验方案设计、收集数据的方法及流程、对于临床试验中做出决策所必需的信息采集。

此外,《药物临床试验质量管理规范》[1]第五章第三十条指出:"申办者应当履行管理职责。根据临床试验需要可建立临床试验的研究和管理团队,以指导、监督临床试验实施。研究和管理团队内部的工作应当及时沟通。在药品监督管理部门检查时,研究和管理团队均应当派员参加。"

2.研究者应熟悉并严格执行研究方案

(1)方案依从性:按相关政策法规的要求,研究者在试验方案上签字确认后,即表示同意该方案,就应该熟悉相关的试验方案并严格按照试验方案要求进行相关操作。该案例中,研究者未按照试验方案规定的给药方案进行剂量调整,从而导致方案偏离,表明研究者对方案的依从性较差。

政策法规依据

《药物临床试验质量管理规范》[1]与《ICH GCP E6(R2)》[2]均指出,研究者应当熟悉申办者提供的试验方案、研究者手册、试验药物等相关资料信息,且在临床试验期间有权支配参与临床试验的人员,具有使用临床试验所

需医疗设施的权限,正确、安全地实施临床试验。

此外,《药物临床试验质量管理规范》第二十条具体规定如下[1]:"研究者应当遵守试验方案。(一)研究者应当按照伦理委员会同意的试验方案实施临床试验。(二)未经申办者和伦理委员会的同意,研究者不得修改或者偏离试验方案,但不包括为了及时消除对受试者的紧急危害或者更换监查员、电话号码等仅涉及临床试验管理方面的改动。(三)研究者或者其指定的研究人员应当对偏离试验方案予以记录和解释。"

《ICH GCP E6(R2)》[2]中的相关规定翻译如下:研究者/研究机构应当按照申办者和(如有必要)管理当局同意、机构审查委员会/独立伦理委员会(Institutional Review Board/Independent Ethics Committee,IRB/IEC)批准/赞成的方案实施试验。研究者/研究机构和申办者应当在方案上或另立的合同上签字,确认同意方案。研究者在没有取得申办者同意和事先得到IRB/IEC 对于一个修改的审评与书面批准/赞成时,不应当偏离或改变方案,除非必须消除试验对象的直接危险或这些改变只涉及试验的供应或管理方面(如更换监察员,改变电话号码)。研究者,或由研究者指定的人员,应当记录和解释已批准方案的任何偏离。

(2)常见方案违背:与研究者相关的临床试验中常见的方案违背[3]包括:①违背入排标准;②违背给药方案(剂量、途径、顺序等);③违背试验方案,给予规定之外的合并用药等;④未依从方案进行疗效及安全性判断;⑤未按方案对受试者进行临床检查、治疗等;⑥未按规定访视,访视超窗。该案例中涉及的问题为违背给药方案(剂量、途径、顺序等)。导致该问题的根源是研究者没有充分重视药物临床试验,未意识到临床试验的特殊性。产生该现象的原因可能是研究者对试验方案或试验流程理解不到位,该情况通常较易发生在项目刚启动,或者有新的研究者加入时;亦或者是研究者的态度或者认知存在问题,导致研究者在临床试验过程中的操作不符合方案规定或相关法规、标准操作规程(standard operating procedure,SOP)。

3.受试者应充分知情并主动提升依从性

受试者是临床试验中的主体,受试者的参与和配合是临床试验成功的重要因素。但是,受试者也是我们经常容易忽视的群体。由受试者导致的方案违背的原因包括：①受试者的依从性差，未能按时服药或随访；②研究者对受试者的知情做得不充分，使其未能充分了解本试验等。此案例方案违背的原因并不涉及受试者。

4.机构应建立健全临床试验全流程质量控制

目前，关于临床试验质量的反馈[4]主要是通过机构质控、项目组质控、申办者或第三方稽查、监管部门检查/视察等方式进行。项目组要求设立专门的质控员，按计划对临床试验方案进行质控。为保证临床试验质量，机构办建立了相应的质控体系，要求项目组分别于项目启动后、第一例受试者入组后、项目过半后以及锁库前预约质控，这些措施为临床试验的顺利开展与进行提供了强有力的支撑与保障。质控员发现问题，若能及时地反馈给研究者，让研究者充分认识到问题的严重性并及时采取整改措施，可及时纠正错误挽回损失，还可预防类似问题再次发生。除此之外，还要求 CRA 监查/申办者或第三方稽查等，从而促进项目的顺利进行，保证质量。该案例中，CRA 未按照监察计划和要求按时进行监察，监察时不够认真仔细，没有及时发现该方案违背，从而没有及时上报伦理委员会和研究者。

政策法规依据

《药物临床试验质量管理规范》[1]

第五十条 监查员的职责包括：

……

（二）监查员应当按照申办者的要求认真履行监查职责，确保临床试验按照试验方案正确地实施和记录。

……

（四）监查员应当核实试验用药品在有效期内、保存条件可接受、供应充足；试验药品是按照试验方案规定的剂量只提供给合适的受试者；受试者收到正确使用、处理、贮存和归还试验用药品的说明。

（五）监查员核实研究者在临床试验实施中对试验方案的执行情况；确认在试验前所有受试者或者其监护人均签署了知情同意书；确保研究者收到最新版的研究者手册、所有试验相关文件、试验必须用品，并按照相关法律法规的要求实施；保证研究人员对临床试验有充分的了解。

三、案例启示

1.申办者严把质量关

方案设计是试验设计中最重要的部分,通常是由申办者起草方案初稿,研究者参与讨论修改,最后报伦理委员会审查定稿。因此,申办方应尽量选择执行力强、经验丰富的临床试验研究者团队。高水平的研究团队一般拥有完善的管理监督体系,不仅能够保证临床试验的顺利开展与质量,还能及早对可能涉及的安全相关事件进行合理的判断和处理。此外,申办方要加强研究项目的稽查,确保项目的顺利进行。

2.研究者不断提升责任意识

对研究者而言,降低临床试验风险的重要措施包括:①加强研究者的培训;②提高研究者的责任意识。在临床试验启动前,应对研究医生、护士及相关试验人员进行培训,认真梳理试验流程,尤其是涉及的试验入排标准,停药或者减量标准等,并对研究护士重点进行给药方案和生物样本采集、处理和转运等培训。

3.管理者做好全流程监管和质控

为保证临床试验的质量,提高水平,降低方案违背的发生率,必须有计划地对参与临床试验的主要研究者(临床医师、药师和护士)及涉及的其他有关人员进行 GCP 等相关法规的培训,从而确保参加试验的所有人员熟悉 GCP,掌握临床试验的基本原则,认识并熟知试验的特殊性。培养一批能够熟练开展临床试验的研究团队。

监查员在监查时,如果发现方案违背应做好记录。详细记录发现的时间、过程、原因及相应的处理措施,反馈给研究者,并报伦理委员会及申办者。认真对待每个方案偏离的事件,一旦在监查中发现,应及时反馈、上报,才能使方案违背在第一时间得到纠正,从而引起重视,避免类似情况再次发生。

综上所述,抗肿瘤药物临床试验治疗周期长、病程复杂、操作难度大,增加了方案违背发生的可能性。研究者常常在临床诊疗过程中面临一些难以抉择的问题,如研究者严格依从方案会违反临床常规操作,甚至损害受试者的安全或影响受试者的利益,但遵守临床常规操作又会导致方案违背。因此,为了减少或避免此类现象的发生,弥补申办者由于临床经验不足导致方案设计科学性不足,主要研究者在开始临床试验前,应积极参与到试验方案的设计与讨论中,结合自身的专业知识及丰富的临床实践经验对方案提出修改意见,从而保证试验方案的科学性及可操作性。此外,若一些临床试验本身较为复杂,前期方案设计又不够完善,当在操作过程中遇到难以执行的重大问题时,研究者应及时向申办者提出方案修改建议,商定新的试验方案,新版本的试验方案应在通过伦理审查后再实施,以免因发生重大方案违背而导致试验中止。

四、启发思考题

1.在临床试验方案执行过程中,临床受益与方案执行不完全一致时,该如何抉择?

2.你认为研究者在此事件中存在的主要问题是什么?

3.应该如何避免此类问题的再次发生?

4.该事件反映出的问题对我们有什么启示?

5.该案例违背了哪些临床研究相关法律法规?

6.CRC在此次事件中存在的主要问题是什么?

7.临床试验的发展对我国医药卫生行业有何影响?

五、参考文献

[1]国家药监局 国家卫生健康委.国家药监局 国家卫生健康委关于发布药物临床试验质量管理规范的公告[EB/OL].(2020-04-23)[2022-11-23].http://www.gov.cn/zhengce/zhengceku/2020-04/28/content_5507145.htm.

[2]ICH GCP E6(R2)[EB/OL].(2016-11-9)[2022-11-23].https://database.ich.org/sites/default/files/E6_R2_Addendum.pdf.

[3]高荣,吕术超,李秀丽,等.从药物临床试验数据核查看研究者的职责履行情况[J].中国新药杂志,2019,28(20):2508-2512.

[4]张玲.肿瘤临床试验的风险评估和质量管理共识(2021版)[J].中国新药杂志,2022(12):31.

(衣巧艳、崔学艳)

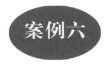

案例六

项目管理视角审视"药物错发"事件

一、案情概述

在一项"评估某临床试验药物与某单抗分别联合紫杉醇-卡铂治疗晚期非鳞非小细胞肺癌受试者的有效性、安全性及一致性的多中心、随机、双盲、Ⅲ期研究"中,药品管理员发放给受试者 A 的 C4 周期(2022 年 5 月 11 日)临床试验药物是注射剂,需静脉给药,以药物随机系统随机出的药物编号为依据进行发放。CRC 与药品管理员核对药物编号时发现,药物编号为 A08089 的药物未找到。经过核对以往发药记录、核对以往回收药盒药物编号以及回溯后,确认药物编号为 A08089 的药物已经于 2022 年 1 月 28 日错误地使用在受试者 B 的 C4 周期。B 患者的 C4 周期使用药物应为 A08289,2022 年 1 月 28 日发放受试者 B 的试验药物时,药物管理员未能准确核对药物编号,错误地将编号 A08089 药物发放给 B 患者使用。

受试者 B 于 2022 年 3 月 10 日完成联合化疗周期,2022 年 3 月 31 日完成药物维持治疗期后出组。

受试者 A 的 C4 周期系统随机发放 11 支药物,实际使用药物为 10 支,故可以不使用编号为 A08089 的药物,而使用本次随机出的另外 10 支药物,受试者 A 经项目组/申办方评估可正常访视用药。

二、分析讨论

教师可以根据教学目标(目的)灵活使用本案例,以下分析思路仅供参考。

1.违反 GCP 原则

2020 年 7 月 1 日,我国正式实施的 GCP[1] 指出:"研究者和临床试验机构对申办者提供的试验用药品有管理责任。"GCP[1]第二十一条明确指出,"研究者应当确保试验用药按照试验方案使用。"本案例中,受试者 B 本应使用编号为A08289 的试验药物,实际使用了编号为 A08089 的试验药物,药品管理员发错药物,未依据试验方案分发药品,使受试者接受了错误的药物治疗,会对受试者造成实质性风险,会影响到受试者的权益、安全和统计分析,会影响到试验数据的科学性和完整性。该案例违反了 GCP 原则,属于重大方案违背[2]。

2.药物错发的原因及责任归属

(1)本案例中,药品错发的直接原因是药品管理员未能履行好工作职责,药品管理工作流程不够完善,缺乏有效的核对。在受试者 B 的临床试验药物领取过程中,药品管理员在发放试验药物时未能准确核对药品编号,CRC 亦未能核对出药物编号错误,但 CRC 没有临床试验药品管理责任,所以该事件的责任主体是研究者,主要责任人为药品管理员。

(2)试验药物错发未能及时发现并上报,受试者 B 的药物使用错误是在其结束了维持治疗并且已经出组后才被发现,错失了对受试者 B 的最佳风险控制,增加了受试者的安全与利益损害。根据 GCP[1]第四十九条,申办者在制定监查计划时,应当特别强调对受试者的权益保护,确保试验数据真实,对临床试验中出现的各类风险保证能做到合理应对,同时,针对监查,申办者应制定监查标准操作规程,在监查工作中,监查人员应该执行标准操作规程。在本案例中,申办方选择的合同研究组织未能充分评估试验风险,没有对监查员做出科学、合理的监查频率,监查员未能认真履行监查职责,未能保证监查质量。

(3)案例所在中心临床试验开展得较多、较快,临床试验药物的发放与配置流程之间协调不佳。临床试验药物配置时间段集中,发药时间受到制约,药品管理人员工作额度和工作压力较大,而随机、双盲临床试验的药物包装编码复杂、相似度高,一次发放药品数量较多,增加了药品管理人员准确发放药物的难度,在一定程度上增加了试验药物发放的出错概率。

3.临床试验药物错发后的处理和调整措施

(1)应急处置:发现临床试验药物(注射剂)错发错用,根据发放给受试者的药物使用情况,一般有两种处理方式:①若受试者正在使用错发的药物,需要立即联系受试者停止使用药物,并让其立即进行安全性检查,确定身体安全状态,确定有无新发的不良事件/严重不良事件(AEs/SAEs)等事件发生,主要研究者

(principle investigator，PI)与申办者确定受试者是否退出试验，并向伦理委员会报告方案违背。②如果错发药物已经使用完成，研究者应立即查阅受试者近期检查结果，确定有无 AEs/SAEs 等安全性事件发生，并严密观察受试者后续随访情况，PI 与申办者确定是否退出试验，同时及时向伦理委员会报告方案违背。

对于受试者 B，发现其接受错误药物治疗时，其已经完成治疗并出组。本案例属于第二种情况。

对于受试者 A，根据随机发药方案规定，每次受试者交互式网络应答系统(interactive web response system，IWRS)随机药物数量是 11 支，实际药物发放可在随机的 11 支中取用 10 支，因此受试者 A 在随机出药物编号后，发现其中一支药物编号被 B 使用，随即可以使用剩余 10 支编号的药物，因此本案例未对受试者 A 服药造成影响，无须重新随机试验药物。

(2)加强人员管理与培训：药品管理员是临床试验实施的主体成员之一，应该加强自我培训和学习，增强自我责任感，树立严谨细致的工作作风，不能浮于形式，应该深刻了解临床试验原则和法规，严格执行试验方案，不断提高药品管理知识和药品管理能力，强化业务技能，增强 GCP 意识。

药品管理员要定期外出培训和学习交流，学习先进的药品管理经验，提高药品管理的规范性和科学性。规范、科学地管理药品才能保障临床试验质量，才能推进临床试验顺利开展。

(3)研究者需加强药品管理流程的规范性，优化药品管理工作流程，真正落实药物发放双人复核制，双人负责，才能做到有效复核；若中心试验药品发放环节受到试验药品配置环节制约，应做好科室协调，保证工作时间和人员分工，避免试验药品发放时间过于紧张和药品管理人员不足而影响药品发放流程的规范性、准确性，减少药物错发风险。同时，针对药品管理中的失误，药房可建立应急预案。

(4)研究团队应该加强与监查人员之间的沟通，研究者或申办方应该足够重视监查人员的作用，保证其监查频率和监查质量，避免出现监查力度不足和检查工作因监查人员变动而衔接不上等问题。同时，申办方在选择合同研究组织时，应该充分考量监查员和临床协调员的能力水平、沟通协调能力和责任心等因素。作为研究者，要加强与申办方的沟通，发现药品错发后不仅要及时上报，还应共同分析原因，总结经验，不断改进，杜绝此类事件，共同保证临床试验的开展质量。

（5）加强监管力度，机构办可以确保研究团队的组成和分工合理，可以督促申办方定期安排监查员对项目进行质量监查，保证试验质量。同时，机构质控人员适当增加试验的质控频率和质控强度，有利于减少类似方案违背事件的发生。

三、案例启示

1.严格试验药物管理查对流程

本案例暴露了临床试验药物管理中的风险点及药品管理中的不足，试验药物管理不能一劳永逸。一方面，我们要将临床试验药物管理工作放在临床研究的系统中去分析和定位，解决好局部与整体的关系；另一方面，我们需要用发展的眼光看问题，要根据不断变化的内外环境和要求，通过"计划、执行、检查、处理"的循环质量管理体系，动态调整和完善工作。

临床试验药物是临床研究的物质基础，是药物临床试验的研究对象。试验药物管理的优劣直接影响试验的质量好坏。加强试验药物管理是避免临床试验结果偏差、保证临床试验质量的重要环节之一，试验药物管理得当、确保试验药物质量亦是药物临床试验安全、正确开展的前提。临床试验药物错发的严重后果是无法估量的，轻则影响试验数据的科学性、完整性，重则会严重威胁受试者生命安全。无论是从研究者、申办方还是合同研究组织角度，都应高度重视临床试验中的药品管理。

2.全体研究者均须熟悉并严格按照方案实施临床试验

药物临床研究具有严谨性和科学性，需要研究者有高度的自律性。为了保证药物临床试验过程科学规范，保证受试者的安全和权益，在临床研究中，研究者要以方案为依据，严格遵循 GCP 规定和标准操作规程。临床研究涵盖科研、管理与服务，从事临床研究需要有严谨的工作作风、科学的工作态度和认真负责的工作精神。

四、启发思考题

1.双盲试验中，发错试验药品，是否需要对受试者进行破盲处理？

2.在临床试验药物接收、储存、发放、回收过程中，有哪些系统风险因素？

3.在临床试验中,排除药物错误发放,可导致受试者接受错误治疗的原因还有哪些?

4.如何做好临床试验药品管理工作?

五、参考文献

[1]国家药监局 国家卫生健康委.国家药监局 国家卫生健康委关于发布药物临床试验质量管理规范的公告[EB/OL].(2020-04-23)[2022-11-23].http://www.gov.cn/zhengce/zhengceku/2020-04/28/content_5507145.htm.

[2]国家卫生健康委医学伦理专家委员会办公室,中国医院协会.涉及人的临床研究伦理审查委员会建设指南(2020 版)[EB/OL].(2020-10-26)[2022-11-23].http://cha.org.cn/site/content/9a09eb3ab4a7153b7beeec07be5e0b3f.html.

(李慧娟、张加胜、吕圆圆)

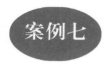

项目管理视角审视"源数据缺失"事件

一、案情概述

某方案研究某雾化吸入药物对下呼吸道感染黏痰症状患者的有效性及安全性,其入选标准之一为患者具备黏痰症状(痰液性质评分≥2分)、咳痰困难(咳痰难易程度评分≥2分)等临床症状。项目未设计原始资料评分记录表格,病例报告表(case report form,CRF)中有黏痰症状评分记录表(见表7-1)。

表7-1 黏痰症状评分记录表

项目	0分	1分	2分	3分	得分
黏液性质	□纯净透明,非黏液痰	□少许黏性透明痰	□黏痰,白色	□黏痰,黄色	
咳痰难易程度	□易咳出	□稍有困难	□明显困难	□极度困难	
痰量	□无痰	□昼夜痰量 10~50 mL	□昼夜痰量 51~100 mL	□昼夜痰量 >100 mL	
咳嗽	□无咳痰	□间断咳嗽,不影响正常生活和睡眠	□频繁咳嗽,不影响正常生活和睡眠	□频繁咳嗽,影响正常生活和睡眠	

受试者签署知情同意进入筛选期,筛选期及随访期均要求有痰液评分,受试者 His 系统病历中记录了痰液症状以及咳痰难易程度,但是未对痰液性质及咳痰难易程度进行评分。

CRF 要求填写痰液性质及咳痰难易程度评分,负责填写病例报告表的协调研究人员(case research coordinator,CRC)根据评分标准对痰液性质及咳痰难易程度进行评分并填写在病例报告表中。

二、分析讨论

教师可以根据教学目标(目的)灵活使用本案例,以下分析思路仅供参考。

1.申办者应建立全流程监管体系

自从 2001 年美国 FDA 在药品管理中引入"质量源于设计"(quality-by-design,QbD)理念后,QbD 已在药品监控系统中发挥着越来越重要的作用。例如,QbD 应用于美国复杂仿制药监管[1],也有文章阐述 QbD 强化临床试验的过程管理[2]。因此,临床试验方案设计至关重要,临床试验方案设计、原始资料要求及表格设计等内容需要清晰、简洁,并且前后一致,这样才能方便研究者操作,从而提高临床试验方案依从性,保证临床试验质量和源数据齐全。在该案例中,申办者在设计试验记录资料时未设计痰液性质及咳痰难易程度评分记录表格,而 CRF 中却有评分表格,在原始资料、表格设计及 CRF 设计中出现前后不一致的问题,因此无法追溯评分源数据。

政策法规依据

《药物临床试验质量管理规范》[3]

第三十条 申办者应当建立临床试验的质量管理体系。

申办者的临床试验的质量管理体系应当涵盖临床试验的全过程,包括临床试验的设计、实施、记录、评估、结果报告和文件归档。质量管理包括有效的试验方案设计、收集数据的方法及流程、对于临床试验中做出决策所必须的信息采集。

临床试验质量保证和质量控制的方法应当与临床试验内在的风险和所采集信息的重要性相符。申办者应当保证临床试验各个环节的可操作性,试验流程和数据采集避免过于复杂。试验方案、病例报告表及其他相关文件应当清晰、简洁和前后一致。

……

《ICH GCP E6(R2)》[4] 要求申办者负责按照书面标准操作规程(standard operating procedures,SOPs)执行和维持质量保证和质量控制系统,保证试验的实施和数据的产生、记录和报告符合试验方案、GCP 及适用的管理要求。

2.研究者应熟悉并严格执行研究方案

（1）方案依从性：研究者在试验方案上签字确认，表示同意该方案。研究者应该熟悉方案操作，严格按照试验方案进行筛选、访视并收集试验方案要求的相关信息及辅助检查等，该案例研究者未按照试验方案规定记录痰液性质及咳痰难易程度评分，从而导致方案偏离。

政策法规依据
《药物临床试验质量管理规范》[3]

第十六条 ……（二）熟悉申办者提供的试验方案、研究者手册、试验药物相关资料信息。

第十七条 ……（四）研究者在临床试验期间确保所有参加临床试验的人员充分了解试验方案及试验用药品，明确各自在试验中的分工和职责，确保临床试验数据的真实、完整和准确。

第二十条 研究者应当遵守试验方案。

（一）研究者应当按照伦理委员会同意的试验方案实施临床试验。

……

（三）研究者或者其指定的研究人员应当对偏离试验方案予以记录和解释。

……

《ICH GCP E6（R2）》[4]要求研究者应当充分熟悉在试验方案、研究者手册、产品资料以及申办者提供的其他资料中所述的试验用药品的合适用途。研究者/研究机构应当按照申办者和（如有必要）管理当局同意、并得到IRB/IEC批准/赞成的方案实施试验。研究者/研究机构和申办者应当在方案上或另立的合同上签字，确认同意方案。研究者在没有取得申办者同意和事先得到IRB/IEC对于一个修改的审评与书面批准/赞成时，不应当偏离或改变方案，除非必须消除试验对象的直接危险或这些改变只涉及试验的供应或管理方面（如更换监察员，改变电话号码）。研究者或由研究者指定人员，应当记录和解释已批准方案的任何偏离。

（2）源文件记录：该案例中，研究者在病历记录中只记录了黏痰症状和咳痰困难情况，入选标准要求的相关评分未在病历中进行记录，虽然通过表格可以推断出评分，但是评分的源资料缺如。因此，源数据不具备完整性及一致性，CRF评分缺乏源文件。

政策法规依据

《药物临床试验质量管理规范》[3]

第十一条 ……(三十一)源文件,指临床试验中产生的原始记录、文件和数据,如医院病历、医学图像、实验室记录、备忘录、受试者日记或者评估表、发药记录、仪器自动记录的数据、缩微胶片、照相底片、磁介质、X光片、受试者文件,药房、实验室和医技部门保存的临床试验相关的文件和记录,包括核证副本等。源文件包括了源数据,可以以纸质或者电子等形式的载体存在。

(三十二)源数据,指临床试验中的原始记录或者核证副本上记载的所有信息,包括临床发现、观测结果以及用于重建和评价临床试验所需要的其他相关活动记录。

……

第二十五条 试验的记录和报告应当符合以下要求:

(一)研究者应当监督试验现场的数据采集、各研究人员履行其工作职责的情况。

(二)研究者应当确保所有临床试验数据是从临床试验的源文件和试验记录中获得的,是准确、完整、可读和及时的。源数据应当具有可归因性、易读性、同时性、原始性、准确性、完整性、一致性和持久性。源数据的修改应当留痕,不能掩盖初始数据,并记录修改的理由,以患者为受试者的临床试验,相关的医疗记录应当载入门诊或者住院病历系统……

(三)研究者应当按照申办者提供的指导说明填写和修改病例报告表,确保各类病例报告表及其他报告中的数据准确、完整、清晰和及时。病例报告表中的数据应当与源文件一致,若存在不一致应当做出合理的解释……

《ICH GCP E6(R2)》[4]要求研究者应当保证给申办者的病例报告表(case report form,CRF)和所有的报告中的数据的准确性、完整性、易辩性和及时性。CRF中来自源文件的数据应当与源文件一致,如有不一致应做出解释。

3.管理者应做好质量控制的监督检查

该案例中,CRA未按照监察计划和要求在首例受试者入组时监察,后期监察发现问题未及时反馈给主要研究者及机构办,从而导致所有入组受试者病历均无痰液性质及咳痰难易程度评分,入选标准要求的相关评分未在病历中进行记录。

另外,临床试验项目组设有项目组质控,机构设有机构质控,受试者入组后,研究团队须根据质控计划及时预约项目组和机构质控,而研究团队未按照要求预约质控,未能及时发现临床试验问题并及时纠正。

政策法规依据
《药物临床试验质量管理规范》[3]

第三十条　申办者应当建立临床试验的质量管理体系。

申办者的临床试验的质量管理体系应当涵盖临床试验的全过程,包括临床试验的设计、实施、记录、评估、结果报告和文件归档。质量管理包括有效的试验方案设计、收集数据的方法及流程、对于临床试验中做出决策所必须的信息采集。

临床试验质量保证和质量控制的方法应当与临床试验内在的风险和所采集信息的重要性相符。申办者应当保证临床试验各个环节的可操作性,试验流程和数据采集避免过于复杂。试验方案、病例报告表及其他相关文件应当清晰、简洁和前后一致。

申办者应当履行管理职责。根据临床试验需要可建立临床试验的研究和管理团队,以指导、监督临床试验实施。研究和管理团队内部的工作应当及时沟通……

第三十二条　申办者的质量保证和质量控制应当符合以下要求:

(一)申办者负责制定、实施和及时更新有关临床试验质量保证和质量控制系统的标准操作规程,确保临床试验的实施、数据的产生、记录和报告均遵守试验方案、本规范和相关法律法规的要求。

(二)临床试验和实验室检测的全过程均需严格按照质量管理标准操作规程进行。数据处理的每个阶段均有质量控制,以保证所有数据是可靠的,数据处理过程是正确的。

……

(四)申办者与各相关单位签订的合同中应当注明申办者的监查和稽查、药品监督管理部门的检查可直接去到试验现场,查阅源数据、源文件和报告。

《ICH GCP E6(R2)》[4]要求在数据处理的每一阶段都应当有质量控制,以保证所有数据可靠且已得到正确处理。申办者可以将与试验有关的责任和任务部分或全部转移给一个 CRC,但是试验数据的质量和完整性的最终责任永远在申办者。CRC 应当建立质量保证和质量控制。临床试验操作中,CRC 派遣 CRA 对临床试验进行质量控制。

三、案例启示

1.申办者做好临床试验全流程的准备和监管

临床试验方案设计、原始资料及表格设计等内容需要清晰、简洁并且前后一致,这样可以方便研究者操作,提高临床试验方案依从性,保证临床试验质量和源数据齐全。如果所有资料均在 His 系统病历记录,根据方案梳理筛选访视流程及每次访视需要采集的信息及检查,建立病历书写提示,从而保证临床试验所需源数据记录齐全。

2.研究者须熟悉并严格执行试验方案

接到临床试验方案后,主要研究者要强化研究者培训,提高研究者责任意识。精心梳理每一个临床试验的试验流程,首例筛选入组时需要仔细把关,确保所有操作流程和信息采集符合临床试验方案。

3.管理者切实承担全流程监管职责

CRA 需要和研究团队保持密切联系,及时按照监察计划进行监察,发现问题及时反馈给研究者更正,若有重大问题,及时反馈给机构办协助解决。另外,根据项目进度,及时预约项目和机构质控,在试验初期,梳理临床试验流程,确保临床试验质量。如果有运营管理软件,项目有动态时应及时反馈给质控人员,质控员也可以按时质控,及时发现临床试验中的问题并督促更正。

四、启发思考题

1.你如何看待数据无法溯源事件?

2.研究者在此事件中存在的主要问题是什么?

3.应该如何避免此类问题的再次发生?

4.该事件反映出的问题对我们有什么启示?

5.该案例违背了哪些临床研究相关法律法规?

6.通过本事件,你认为在我国新医科建设背景下,医学教学体系应该增加什么样的课程?

7.临床试验的良性发展,需要大家做出何种努力?

五、参考文献

[1]李斯文,杨悦.质量源于设计在美国复杂仿制药监管中的应用[J].中国

医药工业杂志,2021,52(6)：846-854.

[2]王明娟,胡晓茹,戴忠,等. 新型的药品质量管理理念"质量源于设计"[J]. 中国新药杂志,2014,23(8):948-954.

[3]国家药监局 国家卫生健康委.国家药监局 国家卫生健康委关于发布药物临床试验质量管理规范的公告[EB/OL].(2020-04-23)[2022-11-20].http://www.gov.cn/zhengce/zhengceku/2020-04/28/content_5507145.htm.

[4]ICH GCP E6(R2) Good Clinical Practice [EB/OL].https://database.ich.org/sites/default/files/E6_R2_Addendum.pdf.

（崔学艳、衣巧艳）

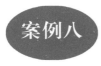

案例八

医学伦理视角审视"北京新药严重不良反应赔偿"事件

一、案情概述

2006年10月,张女士因左膝疼痛被收入北京某三甲医院,预行左膝人工关节置换术,主治医师是该院骨关节科副主任医师关某。同时,关某也是某新药临床试验项目研究团队成员,该临床试验项目是由某国际医药公司赞助的,目的是评价新药片剂用于预防膝关节置换术后血栓形成的安全性和有效性。术前,关某作为新药临床试验的研究者,动员张女士作为受试者参加该试验项目。张女士在知晓试验相关情况后同意参加该试验。

2006年11月7日,张女士行双下肢静脉造影后,出现了一系列休克的临床表现,病情危急,经紧急抢救后症状缓解。医疗机构将此事件认定为临床试验中的严重不良事件。试验开始前申办方曾明确表示,已为该项目购买保险,若受试者受到与本试验相关的损害,会通过保险公司予以理赔,但实际上医药公司并未按照事先约定的方式理赔,也不出示保险合同,只赔偿张女士医保报销之外的医药费3000余元。于是,张女士向法院提起诉讼,整个诉讼过程长达9年,法院判定张女士与医药公司存在新药试药合同关系,医药公司应承担赔偿责任,赔偿数额最终定为5万欧元。

二、分析讨论

教师可以根据教学目标(目的)灵活使用本案例,以下分析思路仅供参考。

1.伦理委员会保险合同审查不严格

本案例中,医院伦理委员会未按规定严格审议药物临床试验医药厂家的保险措施,也未留存该保险措施的相应文本,致使受试者申请赔偿的诉讼长达 9 年。

政策法规依据
《药物临床试验质量管理规范》[1]

第十二条 ……(一)伦理委员会应当审查的文件包括:试验方案和试验方案修订版;知情同意书及其更新件;招募受试者的方式和信息;提供给受试者的其他书面资料;研究者手册;现有的安全性资料;包含受试者补偿信息的文件;研究者资格的证明文件;伦理委员会履行其职责所需要的其他文件。

……

(八)伦理委员会应当确保知情同意书、提供给受试者的其他书面资料说明了给受试者补偿的信息,包括补偿方式、数额和计划。

2.药物临床试验机构办公室与申办方签署的临床试验协议不规范

在临床试验协议中,如果因试验引发了受试者损害,申办方需要写明相关的赔偿责任以及赔偿方式。甲方(申办方)将使乙方(机构)以及主要研究者免受损害并赔偿乙方以及主要研究者遭受的损失、成本和费用。在临床试验的开展过程中(包括延续到临床试验结束后需要解决的由临床试验引发的索赔),申办方应对参加临床试验的受试者提供保险,为因参加本临床试验引起的损害或死亡的受试者提供治疗费用并给予相应的经济补偿(包括但不限于直接与试验药物有关的伤害,方案规定的试验步骤以及方案规定的对照药品引起的伤害)。在处理由受试者损害引起的法律纠纷时,由申办方负责聘请律师,院方协助申办方应对法律纠纷。本案例中,临床试验协议中对具体的支付条件、方式和数额约定不清晰。

政策法规依据
《药物临床试验质量管理规范》[1]

第三十三条 ……(二)申办者委托给合同研究组织的工作应当签订合同。合同中应当明确以下内容:委托的具体工作以及相应的标准操作规程;申办者有权确认被委托工作执行标准操作规程的情况;对被委托方的书面要求;被委托方需要提交给申办者的报告要求;与受试者的损害赔偿措施相关的事项;其他与委托工作有关的事项。合同研究组织如存在任务转包,应当获得申办者的书面批准。

3.受试者招募应避免强迫和不正当影响

在临床诊疗过程中,部分患者参加临床试验项目可以从中直接获益,张女士的管床医生关某向其介绍新药临床试验的出发点可能是好的,但从伦理的角度,由于张女士不能自由选择管床医生,因此张女士与关某具有一定的依赖关系,关某直接动员张女士就有可能会对张女士做出是否参加该临床试验的决定产生一定程度的影响。本案例中,张女士的诊治医师关某应合理规避对张女士的不正当影响,临床试验招募及对张女士知情同意的获取应由另一名研究者执行。

政策法规依据

《赫尔辛基宣言》(2013 年版)[2]

27.在征求参与研究的知情同意时,如果潜在受试者与医生有从属关系,或者可能在胁迫下同意,则医生必须特别慎之又慎。在这种情形下,必须由一位完全独立于这种关系的具有恰当资格的个人去征求知情同意。

......

31.医生必须充分告知患者其医疗的哪些部分与研究有关。医生绝不可因患者决定拒绝参与研究或撤出研究而妨碍医患关系。

4.研究者对受试者权益保护不完善

本案例中,张女士为高龄受试者且处于术后恢复期,在造影后发生了疑似造影剂过敏导致的过敏性休克表现,情况危急。研究医生在临床试验过程中应随时关注受试者的身体健康状况,评估受试者的获益风险比,随时对受试者进行知情告知,尽可能降低受试者的风险,保护受试者的权益。张女士接受新药前,已有关于该试验药品可能会导致不良反应的信息,也有不良反应的发生可能与造影相关的信息,这些信息可能影响张女士决定是否继续参加该临床试验,张女士有知情权,研究医生应对受试者进行充分的告知。

政策法规依据

《药物临床试验质量管理规范》[1]

第十六条 ......(二)熟悉申办者提供的试验方案、研究者手册、试验药物相关资料信息。

第二十四条 ......(十六)有新的可能影响受试者继续参加试验的信息时,将及时告知受试者或者其监护人。

（十七）当存在有关试验信息和受试者权益的问题，以及发生试验相关损害时，受试者可联系的研究者和伦理委员会及其联系方式。

5.申办方对于临床试验中不良事件的理赔处理不到位

药物临床试验过程中，申办者应当把保护受试者的权益和安全作为临床试验的基本考虑。当受试者参加临床试验而发生与试验相关的损害时，根据《中华人民共和国民法典》和 GCP 的有关规定，申办方是第一责任人，要负责相关的赔偿/补偿。申办方通过购买临床试验责任保险，将自身可能会遇到的经济赔偿责任转移给保险公司，是申办方风险管理的一种手段。本案例中，发生了试验相关的严重不良反应事件，导致受试者休克，按照规定，申办方应积极妥善处理该事件并及时理赔，然而，张女士只得到了医药公司赔偿的 3000 余元。试验开始前申办方曾明确表示已为该项目购买保险，若受试者受到与本试验相关的损害，会通过保险公司予以理赔，但实际上该国际医药公司对于临床试验中不良事件的理赔处理不到位，在处理中低收入国家严重不良事件时应用了双重标准，存在伦理倾销的嫌疑。

政策法规依据
《药物临床试验质量管理规范》[1]

第二十九条　申办者应当把保护受试者的权益和安全以及临床试验结果的真实、可靠作为临床试验的基本考虑。

第三十一条　申办者基于风险进行质量管理。

（一）试验方案制定时应当明确保护受试者权益和安全的关键环节和数据。

第三十九条　申办者应当采取适当方式保证可以给予受试者和研究者补偿或者赔偿。

（一）申办者应当向研究者和临床试验机构提供与临床试验相关的法律上、经济上的保险或者保证，并与临床试验的风险性质和风险程度相适应……

（二）申办者应当承担受试者与临床试验相关的损害或者死亡的诊疗费用，以及相应的补偿。申办者和研究者应当及时兑付给予受试者的补偿或者赔偿。

三、案例启示

1.研究者应不断提高临床研究管理和实施能力

研究者作为临床试验的实施者、试验质量与受试者权益及安全的直接责任人,是临床试验的关键主体[3]。研究者的伦理意识、临床研究能力和水平等直接影响整个临床试验过程的实施,研究者能力的提高是临床试验质量保证和受试者权益保护的关键[4,5]。研究者应充分了解试验方案、试验药品的特点。研究者除了要具备与本试验方案相关的丰富医学知识外,还应自觉承担起保护受试者的职责。在试验开始前及整个试验过程中全面了解并掌握受试者的基本情况,包括病因、既往病史、体格检查、实验室检查、影像检查、特殊检查、临床诊断、合并症、治疗措施等情况,全面了解受试者的身体及心理状态,发现异常时立即给予受试者有效处理,当发现新的可能影响受试者继续参加试验的信息时,及时告知受试者或其监护人;试验结束后仍应继续密切观察,不能放松警惕,以防受试者出现延迟的不良反应。

2.申办者应切实考虑如何保护受试者权益和安全

申办者作为临床试验的发起组织者、经费提供者和数据质量的最终责任人,是临床试验的重要主体[6]。申办者应当把保护受试者的权益和安全作为临床试验的基本考虑之一。申办者应向研究者和机构提供与临床试验相关的法律和经济上的保险或保证。与临床试验相关的损害或死亡的诊疗费用及补偿由申办者承担,并应及时兑付。

3.医疗机构应该从机构和伦理角度,着重关注保护受试者安全

(1)医疗机构应将临床试验项目的风险管理关口前移,制定管理办法,编制操作规范,明确临床试验项目实施流程及规范操作要点。立项及实施过程中的监督评审标准应统一,保证公开公正。按照临床研究项目风险等级及跟踪审查频率实施分类监管,切实发挥监管部门职能,杜绝形式主义并落实有效过程监管。药物临床试验机构办公室应着重关注临床试验保险是否符合要求,尤其应关注"与临床试验相关的损害"中对相关性的界定,以起到保护受试者和研究者的目的,合理规避日后可能发生的争议与纠纷。

(2)伦理审查的目的之一是保护受试者的安全、健康等权益,开展伦理审查对于在临床试验中保护受试者发挥着至关重要的作用。伦理委员会审查时除了关注研究的科学价值和社会价值、研究的风险与受益、受试者的选择与招募、知情同意、隐私保密、弱势群体的特殊保护外,还应关注受试者赔偿或补偿的相关内容。作为受试者健康权益的重要保障,保险是重点关注对象。各医疗机构应强化伦理委员会审查的监管,加强培训,提高机构内伦理委员伦理审查能力和研究者的伦理意识。

4.医学生及医学从业者应树立责任意识,牢记光荣使命

医学生应树立远大理想,将个人理想融入国家理想。在校学习期间,应扎实基本功、精湛技艺,同时树立创新意识、主动培养循证医学思维。医学从业者在医疗实践中应牢记初心和使命,积极探索未知、认真钻研业务、虚心请教专家、不断总结经验、实时关注医学新进展、开阔国际化视野、加强国际交流与合作,为国家的医学事业发展不懈奋斗。

四、启发思考题

1.申办者在此事件中存在的主要问题是什么?

2.北京某医院在此事件中存在的主要问题是什么?

3.该案例违背了哪些临床研究相关法律法规?

4.针对该问题,你认为我国在临床研究管理方面应采取什么样的措施?

5.作为研究者或者管理者,应如何提高思想认识,切实履行好保护受试者权益的职责?

五、参考文献

[1]国家药监局 国家卫生健康委关于发布药物临床试验质量管理规范的公告[J].中华人民共和国国务院公报,2020(19):65-86.

[2]王福玲.世界医学会《赫尔辛基宣言》——涉及人类受试者的医学研究的伦理原则[J].中国医学伦理学,2016,29(3):544-546.

[3]张琼光,王洪,申鸽,等.从检查员视角看新修订《药物临床试验质量管理规范》对研究者的要求[J].中国临床药理学杂志,2021,37(23):3300-3304.

[4]陈华芳,张璐,黄小小.研究者伦理意识对药物临床试验中受试者保护作用的探讨[J].中国临床药理学与治疗学,2016,21:165-172.

[5]甄红,许锋.IIT研究中研究者的责任探究[J].中国医学伦理学,2021,34:546-550.

[6]张琼光,刘珊,余甜,等.从检查员视角看新修订《药物临床试验质量管理规范》对申办者的要求[J].中国临床药理学杂志,2021,37(24):3379-3384.

（鲁欣欣、马琳颖）

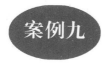

案例九

医学伦理视角审视"基因编辑婴儿"事件

一、案情概述

2016 年 6 月起,我国某大学研究者贺某私自组建了一个包含海外人员的项目团队,实施了以生殖为目的的人类胚胎基因编辑操作,该操作在我国是被明令禁止的,且其安全性、有效性并不确切。贺某等人首先利用中介机构撰写了一份伦理审查书,并招募了 8 对志愿者夫妇。其中,男性为艾滋病病毒(human immunodeficiency virus,HIV)抗体阳性,女性为 HIV 抗体阴性。为规避"HIV 携带者不得实施辅助生殖"的相关规定,项目团队安排不携带 HIV 的人顶替志愿者做血液检查,然后指使从业人员在人类胚胎上进行基因编辑,并将"修饰过的"胚胎植入母体[1]。最终,有 2 名志愿者怀孕,并先后生下 3 名基因编辑婴儿,其中 1 名志愿者生下双胞胎女婴。另外 6 对志愿者中,有 1 对志愿者中途退出实验,另外 5 对均未受孕。

2018 年 11 月 26 日,贺某对外宣布,一对基因编辑婴儿诞生,随即引起中国医学与科研界的普遍震惊与强烈谴责。广东省立即成立"基因编辑婴儿事件"调查组展开调查,与事件相关的调查结果如下:深圳某医院表示没做过此项目;深圳医学伦理委员会表示试验未经医学伦理报备,已启动对该事件的调查;伦理审查文件"签字"者表示不知情、未参会、没签字;涉事大学表示贺某已停薪留职,该研究未向学校报告。据《中国青年报》报道,贺某企业有某大学股份,临床试验获注册。法院查明,贺某等 3 人均未取得医师执业资格,仍从事一系列医疗活动,违反了《中华人民共和国执业医师法》等国家规定,属于非法行医,最终贺某被判有期徒刑 3 年,并处罚金 300 万元[2]。

二、分析讨论

教师可以根据教学目标(目的)灵活使用本案例,以下分析思路仅供参考。

1.部分研究者伦理规范意识淡薄

本案例中,项目团队将安全性、有效性未经严格验证的人类胚胎基因编辑技术用于辅助生殖医疗,违背了生命伦理学中的不伤害和有利的原则,不符合我国科技部和原卫生部 2003 年颁布的《人胚胎干细胞研究伦理指导原则》和 2015 年原国家卫计委、原国家食品药品监督管理总局印发的《干细胞临床研究管理办法(试行)》以及《人类辅助生殖技术和人类精子库伦理原则》等文件中的相关伦理原则。该项目团队成员置有关伦理指导原则于不顾,反映出部分研究者科学精神和伦理道德的缺失及伦理规范意识的淡薄。

政策法规依据

《人胚胎干细胞研究伦理指导原则》[3]

第六条 进行人胚胎干细胞研究,必须遵守以下行为规范:

(一)利用体外受精、体细胞核移植、单性复制技术或遗传修饰获得的囊胚,其体外培养期限自受精或核移植开始不得超过 14 天。

(二)不得将前款中获得的已用于研究的人囊胚植入人或任何其它动物的生殖系统。

《干细胞临床研究管理办法(试行)》[4]

第三条 干细胞临床研究必须遵循科学、规范、公开、符合伦理、充分保护受试者权益的原则。

第七条 干细胞临床研究机构应当具备以下条件:

……

(五)干细胞临床研究项目负责人和制剂质量受权人应当由机构主要负责人正式授权,具有正高级专业技术职称,具有良好的科研信誉。主要研究人员经过药物临床试验质量管理规范(GCP)培训,并获得相应资质……

《人类辅助生殖技术和人类精子库伦理原则》[5]

(一)有利于患者的原则

1.综合考虑患者病理、生理、心理及社会因素,医务人员有义务告诉患者目前可供选择的治疗手段、利弊及其所承担的风险,在患者充分知情的情况下,提出有医学指征的选择和最有利于患者的治疗方案。

2.部分研究者法律意识淡薄

中国禁止以生殖为目的对人类配子、合子和胚胎进行基因操作。本案例中,该团队实施国家明令禁止的以生殖为目的的人类胚胎基因编辑活动,无视规定,擅自进行人类胚胎基因编辑活动,法律意识淡薄,其违法违规行为已受到严厉制裁。根据2023年2月国家卫生健康委、教育部、科技部、国家中医药局联合发布的《涉及人的生命科学和医学研究伦理审查办法》和2017年科技部颁布的《生物技术研究开发安全管理办法》,项目研究者在研究工作中违反法律法规将依法追究责任。我国2018年11月施行的《医疗技术临床应用管理办法》规定,凡是涉及重大伦理问题的,属于负面清单范畴的医疗技术,必须报请相关政府部门备案或批准,而深圳医学伦理委员会并没有收到此项目的伦理审查报备,所以这种技术和行为是违法的。贺某等3人均未取得医生执业资格,仍从事一系列医疗活动,违反了法律,根据《中华人民共和国刑法》第三百三十六条规定:"未取得医生执业资格的人非法行医,情节严重的,处三年以下有期徒刑、拘役或者管制,并处或者单处罚金;严重损害就诊人身体健康的,处三年以上十年以下有期徒刑,并处罚金;造成就诊人死亡的,处十年以上有期徒刑,并处罚金。"

政策法规依据

《涉及人的生命科学和医学研究伦理审查办法》[6]

第四十七条 机构、伦理审查委员会、研究者在开展涉及人的生命科学和医学研究工作中,违反法律法规要求的,按照相关法律法规进行处理。

第四十八条 县级以上人民政府有关行政部门对违反本办法的机构和个人作出的行政处理,应当向社会公开。机构和个人严重违反本办法规定的,记入科研诚信严重失信行为数据库,按照国家有关规定纳入信用信息系统,依法依规实施联合惩戒。

第四十九条 机构和个人违反本办法规定,给他人人身、财产造成损害的,应当依法承担民事责任;构成犯罪的,依法追究刑事责任。

《生物技术研究开发安全管理办法》[7]

第十一条 自然人、法人和其他组织在生物技术研究开发活动中,未按照生物技术研究开发安全管理规范操作导致出现生物安全事故以及出现事故后未能及时有效处置或隐瞒不报的,由国务院有关主管部门或省、自治区、直辖市人民政府有关部门按照有关法律法规做出处理决定,对于严重失信行为由国务院科技主管部门记入诚信档案。

3.伦理审查监管体系不完善

(1)该案例中,研究团队利用中介机构撰写了一份伦理审查书,暴露出现有的伦理审查及监管体系不完善的问题。尽管我国政府已经制定一系列制度、原则、管理办法等文件来约束、规范生物医学领域的科学研究活动,但执行层面上缺乏统一的管理和实施标准,法规要求、监管力度、实施规范不甚严格[8]。在本案例中,虽然存在贺某个人的暗箱操作行为,但也反映出伦理委员会的监督不力问题。针对伦理委员会建设还不够健全的问题,可提升伦理委员会的成员素质和完善机构设置,以增加伦理委员会的公信度[9]。

政策法规依据

《涉及人的生命科学和医学研究伦理审查办法》[6]

第三十九条 国家卫生健康委会同有关部门共同负责全国涉及人的生命科学和医学研究伦理审查的监督管理。

国家卫生健康委负责全国医疗卫生机构开展的涉及人的生命科学和医学研究伦理审查监督,国家中医药局负责涉及人的中医药学研究伦理审查监督。教育部负责全国高等学校开展的涉及人的生命科学和医学研究伦理审查监督,并管理教育部直属高等学校相关工作。其他高等学校和科研院所开展的涉及人的生命科学和医学研究伦理审查的监督管理按行政隶属关系由相关部门负责。

县级以上地方人民政府卫生健康、教育等部门依据职责分工负责本辖区涉及人的生命科学和医学研究伦理审查的监督管理。

(2)该案例中,深圳医学伦理委员会表示试验未经医学伦理报备,深圳某医院表示没做过此项目,整个事件过程中对该研究的伦理审查形同虚设。深圳某医院医学伦理委员会这一机构却未按要求进行备案,也不曾有伦理委员会对该研究进行伦理审查。尽管已有相关规定规范伦理委员会审查内容,而在实际执行过程中却暴露出很多问题,理论与实际脱节。加强伦理委员会建设,完善伦理监管体系迫在眉睫。尤其是在研究者伦理知识不足、伦理意识淡薄的情况下,更要牢筑伦理监管体系,不让漏网之鱼有可乘之机,才能守护人类的生命健康、维持社会的公平公正。

政策法规依据

《涉及人的生命科学和医学研究伦理审查办法》[6]

第五条 开展涉及人的生命科学和医学研究的二级以上医疗机构和设区的市级以上卫生机构(包括疾病预防控制、妇幼保健、采供血机构等)、高等学校、科研院所等机构是伦理审查工作的管理责任主体,应当设立伦理审查委员会,开展涉及人的生命科学和医学研究伦理审查,定期对从事涉及人的生命科学和医学研究的科研人员、学生、科研管理人员等相关人员进行生命伦理教育和培训。

第十三条 机构应当在伦理审查委员会设立之日起3个月内进行备案,并在国家医学研究登记备案信息系统上传信息。医疗卫生机构向本机构的执业登记机关备案。其他机构按行政隶属关系向上级主管部门备案。伦理审查委员会应当于每年3月31日前向备案机关提交上一年度伦理审查委员会工作报告。

4.公众对基因编辑技术"双刃剑"效应认知不足

(1)贺某对两个婴儿的基因编辑是失败的,并没有实现预期效果,甚至婴儿体内还可能会出现人体内从未出现过的蛋白质,难以预测新的蛋白质会有何种性状。该案例中的8对志愿者夫妇以及顶替他们做血液检查的正常人不知晓自身行为的后果,没有正确认识该基因编辑技术的风险。其原因一方面在于,研究者出于个人的潜在利益,没有将试验过程、试验风险充分告知受试者;另一方面在于,受试者自身缺乏伦理道德及医学法律常识,盲目相信所谓的"医学科学家",缺乏自我判断能力及维权意识。

(2)医疗机构或其工作人员过分夸大了基因编辑可能带来的益处,隐瞒、低估了此项操作可能带来的不适与风险,势必会导致公众的盲从。尤其是对于精致的利己主义者,为了生育具有超强能力和性状的优质后人,而置人类生命健康、自然伦理于不顾,盲目夸大人的主观能动性、忽视客观规律性,人为通过基因编辑增强下一代的基因,将会使人与人之间的差距越来越大。基因增强将会否定人类后天努力的价值,存在社会公平风险、权利风险、生命价值风险等伦理风险,严重的基因歧视不利于人的自由全面发展,也不利于社会稳定。

三、案例启示

1.研究者须不断提升伦理和法律意识

从伦理角度看,该事件发生以后,全世界数十个国家的生物学家联名对贺某进行批判,认为其行为严重破坏了人类现有的伦理观,贺某的做法不仅违背了中国的伦理观,也侵犯了全世界的伦理观。从技术角度看,案例中的基因编辑技术存在诸多的问题和风险,如脱靶问题、基因载体的不稳定性、致病病毒的变异,对宿主引起强烈免疫反应[10]。因此,医学生、专业学位研究生、新入职医生及所有从事医学研究的研究者,除了要不断学习、全面认识和掌握先进的技术之外,更要积极参加伦理教育培训,主动学习伦理指南,培养良好的科研学术道德,自觉遵守国家的法律法规和学术界的伦理原则,提升伦理和法律意识。

2.医疗机构应加强制度和管理体系建设

(1)医疗机构加强伦理道德方面的认识,增加这方面的监管和对机构所有医务人员的引导与教育显得尤为重要。医疗机构应在力所能及的范围内主动承担培育医学时代新人的社会责任,从本机构可持续发展的战略全局出发,对医学人才的培养要"情""理"耦合、"真""善"融合、"天""人"和合、"知""行"结合,防范时代新人异化风险,培养和造就有家国情怀、友善和谐、知规守矩,真正能担当民族复兴大任的时代新人[11],引导医学科研人员严守学术道德和科研伦理规范,加强道德自律。

(2)医疗机构应持续强化机构伦理委员会建设,加强行政监管的同时采取切实可行措施支持伦理委员会规范开展伦理审查,促进伦理审查效率和质量的提高。医疗机构应为伦理委员会提供必要的经费和时间支持[12],以供伦理委员会委员、秘书外出交流学习,尤其是当新的国家政策或者法规、指南出台时,可以及时通过机构内外培训交流的方式更新伦理知识体系,用最新的理论指导实践,将其应用于伦理审查工作过程中,提高伦理审查质量。

3.受试者应加强学习,提高自我保护意识

(1)一项临床研究只有同时具有科学价值和社会价值才能得以开展,能够产生保护和促进人类健康所需的知识和方法。研究的社会价值要求研究的问题与健康需求具有相关性,可产生促进个人或公共卫生的预期贡献;研究的科学价值是指研究能够产生可靠、有效的信息,实现研究目的,解决研究的问题。

受试者参加临床研究时应该对试验的全过程充分知情同意,切不可盲目跟从。

(2)受试者积极献身于临床研究、为国家的医学进步贡献一己之力的精神固然可贵,但也应自觉接受思想政治教育,加强伦理道德方面的认识,塑造正确的伦理价值取向,主动参与医院或社区组织的健康宣传教育讲座,当怀疑自己的合法权益受到侵害时应积极寻求帮助,提高自我保护意识,增强自我判别能力,避免被不法分子哄骗利诱而做出有损人类利益的愚昧行为。

四、启发思考题

1.你如何看待基因编辑事件?

2.研究者在此事件中存在的主要问题是什么?

3.应该如何避免此类问题的再次发生?

4.该事件反映出的问题对我们的启示是什么?

5.该案例违背了哪些临床研究相关法律法规?

6.通过本事件,你认为我国在临床研究伦理审查方面针对该问题应采取什么样的措施?

7.通过本事件,你认为在我国公立医院高质量发展背景下的医学教学体系中应该增加什么样的课程?

五、参考文献

[1]魏汉涛.人类基因编辑行为的刑法规制[J].法商研究,2021,38(5):102-115.

[2]付传军.基因编辑的刑法立场[J].周口师范学院学报,2021,38(4):98-104.

[3]人胚胎干细胞研究伦理指导原则[J].中国生育健康杂志,2004(2):71.

[4]卫生计生委和药监局发布《干细胞临床研究管理办法(试行)》[J].中国医药生物技术,2015,10(5):447.

[5]中华人民共和国卫生部.人类辅助生殖技术和人类精子库伦理原则[J].中国生育健康杂志,2004(2):72-74.

[6]科技教育司.关于印发涉及人的生命科学和医学研究伦理审查办法的通知[EB/OL].(2023-02-27)[2023-2-28].http://www.nhc.gov.cn/qjjys/s7946/202302/c3374c180dc5489d85f95df5b46afaf5.shtml.

[7]中华人民共和国科技部.科技部关于印发《生物技术研究开发安全管理办

法》的通知［EB/OL］.（2017-7-12）［2022-11-20］.https://www.most.gov.cn/xxgk/xinxifenlei/fdzdgknr/fgzc/gfxwj/gfxwj2017/201707/t20170725_134231.html.

［8］许卫卫,祝丹娜,王涛.研究者发起的临床研究项目伦理审查存在的问题与对策——以深圳某三甲医院为例［J］.医学与社会,2021,34(3):129-134.

［9］朱昆,温馨."基因编辑婴儿"事件的伦理思考［J］.现代职业教育,2019,(18):142-143.

［10］于敏,徐蕾,张天啸,等.基因编辑婴儿事件——来自技术、法律、伦理的反思［J］.精准医学杂志,2020,35(2):182-185.

［11］蒲清平,李婷婷,高微.马克思主义人学视域下关于时代新人培养的新思考——基于基因编辑婴儿事件的反思［J］.重庆大学学报(社会科学版),2019,25(5):188-196.

［12］耿雯倩,秦丹,戴明君,等.高风险医疗技术伦理审查和监管的问题与对策管窥——以基因编辑技术为例［J］.中国医学伦理学,2020,33(6):695-698.

（鲁欣欣、马琳颖）

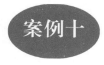

案例十

医学伦理视角审视"黄金大米"事件

一、案情概述

"黄金大米"是一种转基因大米,不同于普通大米之处在于其主要功能是帮助人体增加维生素 A 的吸收,科学家研制"黄金大米"主要用于预防维生素 A 缺乏症。

2002 年 12 月,由美国某大学汤某主持的"儿童植物类胡萝卜素维生素 A 当量研究"项目(以下简称 A 项目)获得美国国立卫生研究院批准,荫某是该项目的成员之一。项目内容是研究菠菜、"黄金大米"和 β-胡萝卜素胶囊中的类胡萝卜素在儿童体内的吸收及其转化成维生素 A 的效率,探索预防儿童维生素 A 缺乏症的途径。项目执行期为 2002 年 2 月至 2007 年 2 月,后延至 2009 年 8 月。

2003 年 9 月,荫某以课题中国部分项目负责人的身份与浙江省某科研机构签订了美国国立卫生研究院课题合作协议书。美国某大学于 2004 年 8 月与浙江省某科研机构签订合作协议备忘录,合作项目负责人是汤某,中方负责人是荫某和王某。随后,浙江省某科研机构伦理审查委员会通过了 A 项目的伦理审查。2008 年,该项目被转移至湖南省衡南县现场,与荫某在该地开展的国内项目"植物中类胡萝卜素在儿童体内转化成为维生素 A 的效率研究"(以下简称 B 项目)合并进行。

项目现场工作转移后,项目负责人未按规定再次申请伦理审查,王某还根据荫某提供的材料,私自加盖浙江省某科研机构的公章,并向汤某出具了英文版"2003 年的伦理审查结果仍然有效"的证明。

2008 年 5 月,"黄金大米"试验在湖南省衡阳市衡南县江口镇某小学正式实施。5 月 22 日,课题组召开学生家长和监护人知情通报会,并没有向受试者家长和监护人说明试验使用的米饭中含有"黄金大米",现场发放的知情同意书也不完整,仅发放了最后一页签字页,该页未提及"黄金大米",更没有说明"黄金大米"是转基因大米,却要求参加试验的学生家长或监护人在该页上签字。

该试验所用"黄金大米"米饭于 5 月 29 日由汤某在美国烹调,没有按照规定向国内相关机构申报就将其携带入境,违反了国务院《农业转基因生物安全管理条例》有关规定。6 月 2 日午餐,试验组 25 名儿童分别食用了含有 60 克"黄金大米"的米饭。

事后,项目主要当事人在接受有关部门调查时,刻意隐瞒事实并提供虚假信息,严重违反科研诚信和伦理道德,3 名主要当事人也受到了严厉的处分[1,2]。

二、分析讨论

本案例中,相关机构的科研活动存在违法、学术不端、违反科研伦理等行为。教师可以根据教学目标(目的)灵活使用本案例。以下分析思路从临床研究管理角度出发,分析本案例存在的科研伦理问题,仅供参考。

1.未按规定进行伦理审查而开展科研活动

该项目于 2003 年获得了浙江省某科研机构伦理审查委员会的批准,但通常伦理审查批件的有效期为一年。本案例中的试验实施时间距获得伦理批准时间已过去五年,且未申请延期,批件已失效,属于在未获得伦理审查批准的情况下开展研究。另外,A 项目实施过程中还合并了荫某在该地开展的国内项目 B 项目,且 B 项目亦是在未进行伦理审查的情况下开展的研究。

政策法规依据

《涉及人的临床研究伦理审查委员会建设指南(2020 版)》[3]

所有临床研究项目在开展之前须经伦理审查委员会对其科学价值和伦理学上可辩护性进行审查,获得伦理审查委员会批准后方可实施。

审查有效期最长不超过 12 个月。

2.伦理委员会和项目主管机构缺乏对项目的监管

该项目于 2003 年 11 月通过伦理审查委员会的伦理审查,项目执行时间延期,并且现场研究的地点也发生了改变,但项目负责人并没有按规定再次申请伦理审查。同时,王某还私自加盖公章向汤某出具了英文版"2003 年的伦理审查结果仍然有效"的证明。这些都反映了浙江省某科研机构对项目的管理和监督不足。

项目通过伦理审查后,要定期跟踪审查,发现方案违背或不良事件时,要及时提出整改意见甚至中止试验开展。浙江省某科研机构伦理审查委员会对项目进行初始审查后,却未进行跟踪审查,对项目进展情况毫不知情,项目变更后,伦理委员会未提出任何意见。由于缺乏监督,浙江省某科研机构也未能发现人为伪造的伦理委员会审查意见,给受试者带来了极大的潜在风险。

政策法规依据

《涉及人的生命科学和医学研究伦理审查办法》[4]

第十六条 伦理审查委员会应当要求研究者提供审查所需材料,并在受理后 30 天内开展伦理审查并出具审查意见。

第二十三条 经伦理审查委员会批准的研究需要修改研究方案、知情同意书、招募材料、提供给研究参与者的其他材料时,研究者应当将修改后的文件提交伦理审查委员会审查。

第二十五条 对已批准实施的研究,研究者应当按要求及时提交研究进展、严重不良事件,方案偏离、暂停、终止,研究完成等各类报告。

伦理审查委员会应当按照研究者提交的相关报告进行跟踪审查。

3.项目研究未获得受试者充分的知情同意

课题组在学生家长和监护人知情通报会上没有向受试者家长和监护人说明试验使用的是转基因大米,现场发放的知情同意书也不完整,仅发放了最后一页签字页,该页上没有提及"黄金大米",更未告知食用的是转基因大米,却要求参加试验的学生家长或监护人在该页上签字。

以上事实说明,研究人员为了开展临床试验,没有履行充分告知的义务;在获取知情同意书时,为了尽快获得受试者的授权,故意对受试者隐瞒了试验材料中含有"黄金大米"以及"黄金大米"就是转基因大米的事实,严重违反了伦理的知情同意原则,损害了受试者的权益。

> **政策法规依据**
>
> **《涉及人的生命科学和医学研究伦理审查办法》**[4]
>
> **第三十五条** 知情同意书应当包含充分、完整、准确的信息,并以研究参与者能够理解的语言文字、视频图像等进行表述。
>
> **第三十七条** 在知情同意获取过程中,研究者应当按照知情同意书内容向研究参与者逐项说明。
>
> 研究者应当给予研究参与者充分的时间理解知情同意书的内容,由研究参与者作出是否同意参加研究的决定并签署知情同意书。

三、案例启示

随着涉及人的生物医学研究的广泛开展,相关试验的科研伦理问题越来越受到重视,未遵守伦理审查规范可能还会触犯法律法规。

1.研究者在开展研究中要注重遵守伦理规范

在涉及人的生物医学项目研究中,研究者在设计科研方案时,应坚持以伦理规范为指导,正确处理临床医学科研方案设计与医学伦理学的关系,处理好医学伦理学与科研项目科学性、可行性、创新性、价值性之间的关系。方案确定后及时提交相应伦理委员会审查,待审查通过后方可开展研究。

研究过程中,研究者要注重保护受试者的权益。《药物临床试验管理规范》[5]指出,临床试验实施过程中,保障受试者权益及安全是研究者最重要的职责,切不可为了尽快获得研究结果而置受试者的安危于不顾。

充分获取受试者的知情同意。在开展临床研究项目时,研究者要使受试者充分了解研究目的,研究结果可能给受试者、相关人员和社会带来的益处,以及给受试者可能带来的不适和风险等内容,获得受试者自愿签署的知情同意书。知情同意获取过程中,项目研究者应当将知情同意书内容向受试者逐项说明,确保受试者真正知情。当儿童作为受试者时,应当征得其监护人的知情同意并签署知情同意书。若受试者或者其监护人缺乏阅读能力,应当由一位公正的见证人见证整个知情同意过程。

2.伦理委员会和项目主管部门要加强项目伦理审查和监督管理

在开展临床研究前,伦理审查委员会要对项目的科学性和伦理的可辩护性进行审查,严格遵守伦理审查规范。只有当通过伦理委员会审查后,才能开展项目研究。

项目实施过程中,伦理委员会和项目主管部门要加强项目实施期间的监督和管理,定期进行伦理的跟踪审查,前往实地进行审查,及时掌握研究项目开展的动态情况,确保在项目实施过程中不违背方案,相关不良事件得到及时有效的处理。

3.加强科研人员医学伦理知识的培训

本案例中相关研究人员在追求研究的科研价值、经济价值、社会价值的同时,忽视了科研伦理价值,没有起码的人文关怀与伦理底线,可能会使科学研究误入歧途。在我国,有很多科研人员都没有接受过系统的伦理知识培训,对医学研究中的伦理问题缺乏正确认识[6]。因此,加强科研人员医学伦理知识的培训显得尤为迫切。

医学是一门十分注重实践的学科,科研与临床密不可分。在医学类学生尤其是研究生的培养中,要加强思政和伦理知识的培训与教育,在教育过程中应注重结合现实案例进行教学,让学生尽早树立科研伦理意识,在开展临床研究时尊重受试者、维护受试者的权益,帮助他们在以后的科研工作中少走弯路。

四、启发思考题

1.你如何看待"黄金大米"事件?

2.该案例违背了哪些临床研究相关法律法规?

3.研究者在此事件中存在的主要问题是什么?

4.伦理委员会在此次事件中存在的主要问题是什么?

5.通过本事件,你认为我国在临床研究伦理审查方面针对该问题应采取什么样的措施?

6.结合该事件,请问我们在开展临床研究时需要注意些什么?

7.根据本案例,开展国际合作研究时,我们在科研伦理上应该怎样做才能更好地维护国家利益?

五、参考文献

[1]高杨帆.从"黄金大米"事件看科学家的伦理责任[J].洛阳师范学院学

报,2014,33(4):23-28.

[2]张董敏,齐振宏,李欣蕊,等.转基因稻米的社会风险剖析——基于"黄金大米事件"案例分析[J].科技管理研究.2014,15:234-238.

[3]国家卫生健康委医学伦理专家委员会办公室,中国医院协会.关于公布《涉及人的临床研究伦理审查委员会建设指南(2020 版)》的通知[EB/OL].(2020-10-26)[2022-11-23].http://www.cha.org.cn/site/content/9a09eb3ab4a7153b7beeec07be5e0b3f.html.

[4]科技教育司.关于印发涉及人的生命科学和医学研究伦理审查办法的通知[EB/OL].(2023-02-27)[2023-2-28].http://www.nhc.gov.cn/qjjys/s7946/202302/c3374c180dc5489d85f95df5b46afaf5.shtml.

[5]国家药监局,国家卫生健康委.国家药监局 国家卫生健康委关于发布药物临床试验质量管理规范的公告(2020 年第 57 号)[EB/OL].(2020-4-23)[2022-11-20].https://www.nmpa.gov.cn/xxgk/fgwj/xzhgfxwj/20200426162401243.html.

[6]孙冬莹.临床医学科研方案设计中的伦理问题与对策研究[J].中国医学伦理学.2019,32(12):1522-1525.

(张加胜、李慧娟、吕圆圆)

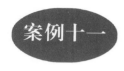

案例十一

人类遗传资源管理视角审视"拿我的基因干什么"事件

一、案情概述

2000年底,有媒体报道了美国某大学在中国安徽农村采集大量血样并偷运回美国的生物剽窃事件,在太平洋两岸引起风波。文章大意为:1994年,美国某大学著名的呼吸道流行病学家 W 了解到,在中国安徽存在一个由于地理和贫困原因与世隔绝了2000年的地区,该地区有一个不寻常的具有同质遗传构造的人群,数量多达600万人。对于谋求寻找基因与疾病关系及治疗疾病新药的科研人员来说,这种地区人群的 DNA 提供了研究人类基因与疾病的一个难得机遇:从相对同质的基因库中取得的 DNA 大样本中,识别可能引起医学紊乱的遗传变异要容易很多。因此,W 找来遗传基因学专家 D,发起一项对哮喘和类似疾病的遗传基因的研究。他们找到了曾经指导过的博士后——来自安徽的徐某某作为经验向导,在某制药公司的资助下,通过美国某大学及该大学所属的某妇女医院与安徽某大学合作,收集了成千上万该地区居民的 DNA。有了这次项目后,制药公司又追加了50万美元的投资,从该地区取得了400个肥胖症家庭的 DNA,该制药公司在1996年提交给证券交易委员会的一份文件中提到:"公司相信,拿到这些样本有助于识别构成肥胖症的基因成分。"这份文件介绍了针对6种主要疾病的科研项目,并且两处突出介绍了公司对该地区"大批同质遗传构造人群"的 DNA 的掌握情况。

某媒体记者熊某关注到了这次事件,他想了解在采集血样的过程中,是否做到了知情同意,项目研究者对当地居民是如何描述的。2001年1月,熊某实地到访,发现镇卫生院对当年的"体检"没有任何档案记录。他找到当时被采集血样的农民储某了解情况,"胳膊从一个小洞伸进布帘里,医生在布帘后面,看不见。两次抽血都给了务工补助,头一次每人10元,第二次20元,外加两包方便面。"被采访的储某这么说到。当问到"知情同意书"时,储某一家都肯定地说,没有人给他们看过、念过"知情同意书",也不知道与美国某大学的合作,听到"知情同意书"的内容时,他们连说不知道,血样送到哪儿去了也不知道,储某记得签过字,不过是为了领误工补助。此后,熊某采访了徐某某,谈到美国某大学为什么愿意与中国合作,徐某某说最主要的原因是在美国难以寻找样本。

二、分析讨论

1.境外研究者在我国境内采集我国人类遗传资源未依法取得批准

生物资源是我国重要的战略资源,国家对我国丰富的人类遗传资源和生物资源享有主权,境外组织、个人及其设立或者实际控制的机构不得在我国境内采集、保藏我国人类遗传资源,不得向境外提供我国人类遗传资源[1]。

此次事件中,境外研究者未取得批准、非法采集安徽农村人群DNA资源的行为实际上属于"生物剽窃"。所谓"生物剽窃",一般是指发达国家的跨国公司、研究机构以及其他与生物产业有关的机构凭借其生物技术上的优势,未经资源拥有国及土著和地方社区的许可和同意,利用这些国家丰富的遗传资源和相关传统知识,在物种、粮食和医药等领域进行研究和商业开发,进而利用西方现行的知识产权法律体系对已开发的技术申报专利,完全不考虑资源提供国/者的利益而独自获利的行为[2,3]。

1998年,我国制定了第一部有关人类遗传资源保护的规章——《人类遗传资源管理暂行办法》,后陆续出台多项法律法规,明确了对人类遗传资源的监管细则,保障了我国人类遗传资源的安全。

政策法规依据
《中华人民共和国刑法修正案(十一)》[4]

三十八、在刑法第三百三十四条后增加一条,作为第三百三十四条之一:"违反国家有关规定,非法采集我国人类遗传资源或者非法运送、邮寄、携带我国人类遗传资源材料出境,危害公众健康或者社会公共利益,情节严重的,处三年以下有期徒刑、拘役或者管制,并处或者单处罚金;情节特别严重的,处三年以上七年以下有期徒刑,并处罚金。"

《中华人民共和国生物安全法》[1]

第五十三条 国家加强对我国人类遗传资源和生物资源采集、保藏、利用、对外提供等活动的管理和监督，保障人类遗传资源和生物资源安全。

国家对我国人类遗传资源和生物资源享有主权。

第五十六条 ……境外组织、个人及其设立或者实际控制的机构不得在我国境内采集、保藏我国人类遗传资源，不得向境外提供我国人类遗传资源。

第五十九条 利用我国生物资源开展国际科学研究合作，应当依法取得批准。

利用我国人类遗传资源和生物资源开展国际科学研究合作，应当保证中方单位及其研究人员全过程、实质性地参与研究，依法分享相关权益。

《中华人民共和国人类遗传资源管理条例》[5]

第七条 外国组织、个人及其设立或者实际控制的机构不得在我国境内采集、保藏我国人类遗传资源，不得向境外提供我国人类遗传资源。

第二十一条 外国组织及外国组织、个人设立或者实际控制的机构（以下称外方单位）需要利用我国人类遗传资源开展科学研究活动的，应当遵守我国法律、行政法规和国家有关规定，并采取与我国科研机构、高等学校、医疗机构、企业（以下称中方单位）合作的方式进行。

2.未签署知情同意书且知情同意告知不规范

研究者在样本采集前未全部取得捐赠者签署的知情同意书，在知情同意获取过程中没有按照知情同意书内容向受试者逐项说明，并且存在欺骗、诱导捐赠者签字的行为，严重违反相关法律法规和伦理准则。"知情同意"是保护样本提供者的基本要求，也是生命伦理的核心要素。采集我国人类生物样本，必须事先告知研究的背景、目的、内容，采集的样本类型和信息，风险控制和补偿，隐私保密以及自愿参与和随时退出的原则等，征得捐赠者书面同意。

《中华人民共和国人类遗传资源管理条例》[5]

第九条 采集、保藏、利用、对外提供我国人类遗传资源，应当符合伦理原则，并按照国家有关规定进行伦理审查。

采集、保藏、利用、对外提供我国人类遗传资源,应当尊重人类遗传资源提供者的隐私权,取得其事先知情同意,并保护其合法权益。

第十二条　采集我国人类遗传资源,应当事先告知人类遗传资源提供者采集目的、采集用途、对健康可能产生的影响、个人隐私保护措施及其享有的自愿参与和随时无条件退出的权利,征得人类遗传资源提供者书面同意。

在告知人类遗传资源提供者前款规定的信息时,必须全面、完整、真实、准确,不得隐瞒、误导、欺骗。

《涉及人的生命科学和医学研究伦理审查办法》[6]

第三十三条　研究者开展研究前,应当获得研究参与者自愿签署的知情同意书。研究参与者不具备书面方式表示同意的能力时,研究者应当获得其口头知情同意,并有录音录像等过程记录和证明材料。

第三十七条　在知情同意获取过程中,研究者应当按照知情同意书内容向研究参与者逐项说明。

研究者应当给予研究参与者充分的时间理解知情同意书的内容,由研究参与者作出是否同意参加研究的决定并签署知情同意书。

三、案例启示

1.加强我国人类遗传资源管理和监督

人类遗传资源是开展生命科学研究、医疗健康和医药研发的基础,是参与国际生物高科技领域竞争的基础,是我国生物安全科技能力的支撑,是涉及人口安全、环境安全、国门安全的战略资源。中国人口多、民族多、疾病的种类很多,拥有世界上最丰富的人类遗传资源,因此成为了国外生物技术公司、制药公司以及研究机构进行生物剽窃的重要目标。我国自1998年后颁布了一系列法律法规,加强了对人类遗传资源的监督管理。医学生、医生、临床研究参与者应严格遵守法律法规,依照相关规定采集、保藏、利用人类遗传资源,参与国际合作科学研究需要利用我国遗传资源时,切记依法取得批准并备案。

2.规范知情同意书签署,保障受试者权益

医学生、医生、临床研究参与者应严格遵守相关法律法规和伦理规范,采集

样本、开展研究前必须按要求获得全部受试者自愿签署的知情同意书。获取知情同意包括两个步骤:①知情告知,包括采集的样本种类和信息、研究目的、基本研究内容、研究者基本信息、可能的益处和风险、保护措施、隐私保密、受试者自愿参加和随时退出等权利;②自主同意,受试者声明本人已阅读有关资料,所有疑问都得到满意回复,完全理解相关研究资料及可能产生的风险和收益等,需确保受试者有充足的时间进行考虑是否自愿参加研究。每个人都有权接受或拒绝为生物医学研究做出贡献,没有人应该被强迫做出贡献。

3.从我做起,以实际行动保护我国资源安全

本案例中提到的人类遗传资源属于国家安全的资源安全范畴,是国家的基本利益。我国为了增强全民国家安全意识,维护国家安全,把每年的 4 月 15 日设立为全民国家安全教育日。当代大学生尤其要响应国家号召,树牢总体国家安全观,在日常生活中从我做起,遇到危害国家资源安全的行为时及时制止并上报相关部门,以实际行动捍卫我国资源安全,做到人人参与、人人负责。

四、启发思考题

1.你如何看待"拿我的基因干什么"事件?

2.研究者在此事件中存在的主要问题是什么,应该如何避免此类问题的再次发生?

3.该事件反映出的问题对我们有什么启示?

4.该案例违背了哪些临床研究相关的法律法规?

5.通过本事件,你认为我国在人类遗传资源管理方面针对该问题应采取什么样的措施?

6.通过本事件,你认为应该如何做好临床研究的伦理问题监管?

7.作为当代大学生,应该如何保护我国人类遗传资源安全?

五、参考文献

[1]中华人民共和国生物安全法[J].中国人大,2021(8):15-21.

[2]沈陵.生物剽窃问题及其对策研究[J].内江科技,2006(9):63.

[3]刘文慧.《专利法》第三次修订中生物剽窃问题的分析[J].法制与经济(下旬),2011(1):37-38.

[4]中华人民共和国刑法修正案(十一)[J].中华人民共和国全国人民代表

大会常务委员会公报,2021(S1):271-285.

[5]中华人民共和国人类遗传资源管理条例[J].中华人民共和国国务院公报，2019(18):29-35.

[6]科技教育司.关于印发涉及人的生命科学和医学研究伦理审查办法的通知[EB/OL].(2023-02-27)[2023-02-28].http://www.nhc.gov.cn/qjjys/s7946/202302/c3374c180dc5489d85f95df5b46afaf5.shtml.

（李红磊、李青蔚）

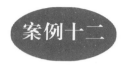

人类遗传资源管理视角审视"样本溢洒"事件

一、案情概述

某医院临床医生欲将采集的尿液样本送至生物样本库保藏,样本盛放于15 mL离心管内。因尿液样本量过大,采集者并未拧紧管盖。运输人员后将离心管放入不透明检查手套内,和其他类型的样本一起放入运输容器送至生物样本库。样本库工作人员在接收样本时不小心倾斜手套,导致尿液样本直接溢洒到台面,造成潜在的生物危害。

二、分析讨论

本案例中,由于样本运输人员运输方式不当,以及生物样本库工作人员未严格按照质量控制体系文件中的规定接收样本,造成生物样本溢洒,给双方带来潜在的生物风险。

1.运输人员转运样本不规范

样本运输在样本取用后产生,在样本运输过程中,应确保样本的质量不受损害。准备运输样本时,应考虑时间、距离、运输方式、样本的类型及运输后使用等方面的要求。需要低温运输的样本,可使用胶体冰袋或其他一些制冷剂将温度保持在2~8 ℃。

本案例中,运输人员运送的生物样本包括尿液、促凝血和抗凝血。临床采集人员在采集生物样本时,没有合理预估样本容量,准备的采集容器不能盛放所有样本,采集后也没有对样本进行适当分装,致使离心管中样本量过多,无法拧紧管盖;准备运输时,运输人员又将存放尿液的离心管放入不透明检查手套中,导致无法及时观察样本状态;为保障运输温度,运输人员准备了透明运输盒,并内置冰袋,但在实际运输中,运输员将冰袋置于盒子底部,血液及尿液样本没有直立放置,而是横放在盒中,此种运输方式又加大了样本溢出的风险。

政策法规依据

《人类尿液样本采集与处理》GB/T 38735—2020[1]

5.2.1 留尿容器

留尿容器应符合 WS/T348—2011 规定,同时应符合但不限于以下要求:

a)应为惰性环保材料制成的洁净、防渗漏的一次性容器;

b)应具有理化稳定性,无干扰物附着,无化学污染及溶出物影响后续分析;

c)应具有完全、易于开启且密封性良好的盖子,防止倾斜翻倒时尿液溢出且在低温下密封性良好;

d)宜为圆形切口,且直径应不少于 4 cm,其中采集时段尿液的容器开口应更大且避光;

e)应采用特制的无菌容器用于细菌培养;

f)宜为宽底座且适于稳定直立放置;

g)容积宜不少于 50 mL;

h)儿童捐赠者尿液采集宜使用清洁柔软的聚乙烯塑料。

2.工作人员接收样本时操作不当

接收是运输人员将采集的生物样本转交给生物样本库的过程。在此过程中,生物样本库工作人员按照制定的标准化操作规程进行样本接收,同时获取可用于评估所接收的生物样本属性与满足预期要求所需要的信息。本次案例中,工作人员在获取样本信息的同时没有及时将血液、尿液样本放置到安全位置,后因操作不当,导致样本溢洒到接收台面,造成样本资源的浪费及潜在的生物危害。前期临床用户用此种运输方式运输样本时,工作人员未能及时发现问题并告知对方生物风险,也为此次事件的发生埋下隐患。

> **政策法规依据**
>
> 《人类生物样本管理规范》GB/T 39767—2021[2]
>
> 　4.1.2　样本接收应根据样品的特性制定样品接收程序文件,并制定接收/拒收样品的标准,确保样本质量在接收活动中不受损害。
>
> 　4.1.3　应确保接触样本的人员接受安全操作规程培训。

三、案例启示

样本溢洒是生物样本库工作人员在工作中经常面临的一个问题,高质量保藏生物样本、使其符合临床用户的科研需求是生物样本库最重要的职责之一。因操作原因造成的样本损失既是一种资源浪费,也会对接触样本的工作人员产生一定的生物危害。尤其是当携带传染性物质的样本发生溢洒时,若不及时采取措施,会对环境设施、人员安全等造成严重影响。

1.工作人员应按照制度要求严格操作

质量是生物样本库的核心与关键,生物样本库的目标就是在相应的法律法规和伦理框架下提供高质量的样本、信息和服务。完善的质量管理体系可以帮助样本库实现目标,有效开展各项质量管理活动。

本次事件的发生主要是因为样本运输和样本接收两个环节操作不当导致,避免此类事件发生的措施之一就是严格按照本库内部制定的质量管理体系操作。首次运输样本前,生物样本库工作人员应对临床用户进行培训,告知生物样本的采集和运输要点。放置样本的主容器应能防水防漏,带有旋盖的采样管应有封口膜防漏,保证完全密封。盛放样本的试管壁应贴有标签,标签包含样本类别、名称、数量等信息,以帮助区分容器内样本。为防止运输中发生损坏和漏洒的情况,试管应放入试管架中固定运输,必要时可在主容器内填充缓冲材料。样本运输是样本储存的延伸,所处的环境条件同样应被记录保存,作为样本的重要质量数据,应如实、准确记录运输过程中的环境条件,重要样本应实时监控。采集人与运输人员必须清楚生物样本信息,包括是否携带传染性物质。本案例中,临床运输人员用透明盒及冰袋保障了样本低温要求,但在进行样本采集时未准备符合样本容量的容器,导致离心管内尿液样本过多,同时用户未对管盖进行封口处理。运输人员准备运输时可将采样管放入透明袋中,便于观察样本的运输状态。在运输时,需预先固定好采样管的位置,降低运输途中因颠簸造成的影响。

生物样本库工作人员接收生物样本时,应将所有样本当作潜在传染性样本。接收时需及时核查生物样本的信息和状态,轻拿轻放,完成核查后尽快将样本转移到暂存冰箱。交接过程中注意自身防护,穿戴好口罩、防护服和手套。在日常工作中,加强对生物样本库质量管理体系文件的学习。

2.加强人员日常培训

生物样本库的工作对象是生物样本,而与样本质量管理相关的工作由工作人员完成。所有涉及样本库工作范围的人员,包括实验员、临床用户和运输人员等都应根据不同的职责进行相应培训。生物样本库内部一般授权专人从事特定工作,如样本及相关信息的采集、接收、处理、储存运输,检测,操作特定的仪器设备和信息系统。管理层应制定人员的教育、培训和技能目标,建立确定培训需求和提供人员培训的政策和程序,工作人员接受与工作所需能力相关的专门培训。对于运输人员,培训内容应包括生物样本运输的相关法律、法规及行业规范,运输流程及操作程序,运输设备及材料准备等,增强运输人员的生物安全意识。

同时,工作人员应尽快尽早识别不符合行为。当发现不符合行为后应先进行纠正,在纠正的同时或之后,对不符合工作的风险和危害进行评价,以便对可接受性做出决定。而在实施纠正措施前,应对管理体系或技术运作中的问题进行原因分析。只有找到问题的根本原因,采取的纠正措施才具有针对性,并能保证纠正措施的有效性。需要采取纠正措施时,生物样本库应对潜在的各项纠正措施进行识别,并选择实施最可能消除问题和防止问题再次发生的措施[3]。

3.加强应急预案的演练

应急管理是生物样本库管理工作中不可缺少的一部分。安全突发事件具有突发性和偶然性等特点,加强对质量管理体系文件的执行可以降低生物安全事件的发生。但当事件真实发生后,工作人员应积极应对处理,争取将生物危害降到最低,保护人员和样本安全。

本案例中,尿液样本的溢洒已经发生,生物样本库应采取相应措施制止生物危害范围的进一步扩大。根据 GB/T37864—2019《生物样本库质量和能力通用要求》:"生物样本库应建立、成文并实施风险防范预案,在质量管理体系中整合并实施预案,评估预案的有效性"[4]。工作人员在样本溢洒后应立即采取控制措施,防止潜在的病原微生物扩散,同时向样本库办公室报告。负责感染控制的人员应立即启动样本外溢的应急处置预案,并对环境内生物安全状况等情况进行调查,依据情况封闭实验室,防止扩散。

日常工作中,生物样本库应加强生物安全应急救援教育培训,模拟危害发生后的处理过程,提高人员生物安全应急救援的意识和能力。

4.增强工作人员生物安全意识

生物安全管理是实验室管理中的重要组成部分。面对新发突发传染病及疫情肆虐的生物安全大环境,我国也愈加重视生物安全方面的管理及立法。自2021年4月15日起,《中华人民共和国生物安全法》开始施行,这对维护国家安全,防范和应对生物安全风险有着重要意义。在日常工作中,医学研究人员必须掌握生物安全知识,提高安全意识。在从事人类遗传资源采集、保藏、利用、对外提供等活动时严格遵循相应规章制度,不可逾越法律红线,为维护国家生物安全奉献自己的力量。

四、启发思考题

1.你如何看待此次样本溢洒事件?

2.运输人员与工作人员在此事件中存在的问题是什么?

3.样本意外溢洒的危害有哪些?

4.在日常实验或工作中,当溢洒事故发生后,应采取哪些措施降低生物危害?

5.如何避免此类事件的再次发生?

五、参考文献

[1]国家市场监督管理总局,国家标准化管理委员会.人类尿液样本采集与处理:GB/T 38735-2020.[S/OL].(2020-04-28)[2022-07-20].https://kns.cnki.net/kcms2/article/abstract? v = kxaUMs6x7-5KB1kF296ShrYo_9ZoYIWW4VfT4bfQP25xUu13oQ_hU_T564C-35eZiPitwz3bBSC94hizB8bQ_A%3d%3d&uniplatform=NZKPT.

[2]国家市场监督管理总局,国家标准化管理委员会.人类生物样本管理规范:GB/T 39767-2021.[S/OL].(2021-03-09)[2022-07-20].https://kns.cnki.net/kcms2/article/abstract? v = kxaUMs6x7-5KB1kF296ShrYo_9ZoYIWW4VfT4bfQP25xUu13oQ_hU4jN-G7VkB0pVn53Rew1Zshb3I3vqcHGeQ%

3d％3d＆uniplatform＝NZKPT.

[3]季加孚.生物样本库的能力建设与最佳实践［M］.北京：科学出版社，2013：61-62.

[4]国家市场监督管理总局，中国国家标准化管理委员会.生物样本库质量和能力通用要求[S].北京：中国标准出版社，2019：7.

（李青蔚、李红磊）

附录

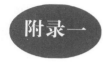

附录一

医疗卫生机构开展研究者发起的临床研究
管理办法(试行)

第一章 总 则

第一条 为规范临床研究管理,提高临床研究质量,促进临床研究健康发展,提升医疗卫生机构诊断治疗、预防控制疾病的能力,根据《基本医疗卫生与健康促进法》《科学技术进步法》《执业医师法》《药品管理法》《医疗机构管理条例》《涉及人的生物医学研究伦理审查办法》等有关法律法规及部门规章,制定本办法。

第二条 医疗卫生机构开展的研究者发起的临床研究(以下简称临床研究)是指医疗卫生机构开展的,以人个体或群体(包括医疗健康信息)为研究对象,不以药品医疗器械(含体外诊断试剂)等产品注册为目的,研究疾病的诊断、治疗、康复、预后、病因、预防及健康维护等的活动。

本办法所称医疗卫生机构包括各级各类医疗机构、疾病预防控制机构、采供血机构、妇幼保健机构。

第三条 医疗卫生机构开展临床研究是为了探索医学科学规律、积累医学知识,不得以临床研究为名开展超范围的临床诊疗或群体性疾病预防控制活动。

所有临床研究均应通过科学性审查和伦理审查。

临床研究过程中,医疗卫生机构及其研究者要充分尊重研究对象的知情权与自主选择权。

第四条 医疗卫生机构及其研究者开展临床研究应当取得法律法规要求的临床资质,具备相应的能力和必要的资金保障。

第五条　医疗卫生机构是临床研究实施的责任主体,开展临床研究应当遵守有关法律法规、部门规章及有关规范性文件和技术准则、伦理规范的要求,制定切实有效的临床研究管理实施细则,建立健全保障科学、规范、有序开展临床研究的组织体系、质量体系、利益冲突防范机制和研究对象权益保护机制,加强对临床研究的质量保证和全过程管理。积极支持和组织开展临床研究学术交流和培训。

医疗卫生机构应当结合自身实际,合理判断临床研究的风险,结合研究类型、干预措施等对临床研究实行分类管理。

第六条　临床研究的主要研究者对临床研究的科学性、伦理合规性负责,应当加强对其他研究者的培训和管理,对研究对象履行恰当的关注义务并在必要时给予妥善处置。

临床研究的主要研究者和其他研究者应当遵守科研诚信。根据有关法律法规、部门规章、有关规范性文件、技术准则、伦理规范及医疗卫生机构制定的规章制度要求,加强对临床研究过程的自查,及时如实报告有关事项。

第七条　省级及以上卫生健康行政部门应当设立专家委员会或遴选有关专业机构,全面掌握并定期梳理辖区内医疗卫生机构开展临床研究情况,通过专业学术指导、伦理审查监督、研究资金支持等方式,加强对临床研究的监督管理和统筹协调,支持和组织开展临床研究学术交流和培训,促进临床研究的质量提升和效能提高。

第八条　在突发公共卫生事件应急响应期间,根据突发公共卫生事件应急响应范围,省级及以上卫生健康行政部门或其确定的专业机构,可以在科学论证的基础上,牵头组织省域范围内或全国范围内的临床研究。

医疗卫生机构自主开展的临床研究与上述研究发生冲突时,医疗卫生机构应优先保障完成上述研究,同时暂停医疗卫生机构自主开展的临床研究受试者新入组。

第二章　基本分类及原则性要求

第九条　根据研究者是否基于研究目的主动施加某种干预措施(以下简称研究性干预措施),临床研究可以分为观察性研究和干预性研究。

第十条　开展观察性研究,不得对研究对象施加研究性干预措施,不得使研究对象承担超出常规诊疗或疾病防控需要的额外健康(疾病)风险或经济负担。

研究对象因参加观察性研究接受超出常规诊疗或疾病防控需要的额外检查、检验、诊断等措施,可能造成的风险超出最小风险的,参照干预性研究管理。

第十一条 开展干预性研究,研究性干预措施应当符合医学的基本理论和伦理规范、具有扎实的前期研究基础、制定科学规范的研究方案和风险预案、通过科学性审查和伦理审查。

医疗卫生机构和研究者应当对干预性研究可能出现的风险进行评估,具备与风险相适应的处置能力,妥善保护干预性研究的研究对象(以下简称受试者)的健康权益,不得违反临床研究管理规定向受试者收取与研究相关的费用,对于受试者在受试过程中支出的合理费用还应当给予适当补偿。

干预性研究一般由三级医疗机构、设区的市级及以上卫生机构牵头开展,其他医疗卫生机构可以参与干预性研究。

研究性干预措施为临床干预措施的,应当建立多学科研究团队,成员必须包括具备相应执业资格的医师,研究过程中涉及的医学判断、临床决策应当由其作出,原则上主要研究者须具备相应的医师执业资格。

第十二条 以上市后药品、医疗器械等产品为研究性干预措施的临床研究,一般在遵循产品临床应用指导原则、临床诊疗指南和说明书的前提下开展。

当同时满足下列条件时,可以超出上述范围开展干预性研究。

(一)在临床研究管理体系完备的三级甲等医院或与之具有相同医疗技术水平和医疗保障能力的医院开展。

(二)针对严重危害人的生命健康或者严重影响生存质量且目前无确切有效干预措施的疾病,或者虽有确切有效的干预措施但不可获取或者研究性干预措施具有显著的卫生经济学效益。

(三)有体外实验手段、动物模型的,相关实验研究结果应当支持开展临床研究;或者观察性研究结果提示确有必要开展干预性研究。

(四)使用方法不超过现有说明书的用法用量,预期人体内药物浓度(或生物效应)可以达到有效浓度(或有效水平);或使用方法虽超过现有说明书用法用量但有充分证据证明其安全性、耐受性良好,或具有明确的风险获益评估证据且具有良好风险控制措施。

第十三条 以手术和操作、物理治疗、心理治疗、行为干预、临床诊疗方案、群体性健康措施、生物医学技术等为干预措施的临床研究,应当使用已经批准上市的药品、医疗器械等产品并在产品批准的适用范围内或在符合产品临床应用指导原则的前提下开展。

第十四条　对已经得到充分验证的干预措施,不得开展无意义的重复性临床研究。

第三章　组织管理

第十五条　开展临床研究的医疗卫生机构应当设有临床研究管理委员会,并明确专门部门(以下称临床研究管理部门)负责临床研究管理。

医疗卫生机构应当为临床研究管理配备必要的管理人员和条件保障。

第十六条　临床研究管理委员会由医疗卫生机构相关负责人、相关职能部门负责人和临床研究专家代表组成,负责医疗卫生机构临床研究的决策、审核、管理和监督。

第十七条　临床研究管理部门在临床研究管理委员会指导下,负责临床研究的立项审查、过程管理、质量管理、合同管理、结项管理和档案管理等工作,并协调科学性审查和伦理审查。

第十八条　医疗卫生机构应当制定临床研究科学性审查管理制度、细则和工作程序,组织开展科学性审查。

第十九条　医疗卫生机构应当按照《涉及人的生物医学研究伦理审查办法》要求,建立医疗卫生机构伦理(审查)委员会,健全工作制度,提供工作条件,保障伦理(审查)委员会独立开展伦理审查。

第四章　立项管理

第二十条　临床研究实行医疗卫生机构立项制度,未经医疗卫生机构批准立项的临床研究不得实施。

根据法律法规等要求,临床研究涉及行政审批、备案、登记、注册等事项的,在未按要求完成上述事项之前,医疗卫生机构不得批准研究者启动实施临床研究。

第二十一条　主要研究者应当制定临床研究方案,并按照要求向医疗卫生机构临床研究管理部门提交临床研究方案和相关资料,接受全程管理。

第二十二条　医疗卫生机构应当按照科学性审查制度、细则和工作程序,独立开展科学性审查。

科学性审查的内容应当包括研究的合理性、必要性、可行性,以及研究目的、干预措施、研究假设、研究方法、样本量、研究终点、研究安全性等。

科学性审查的专家应覆盖临床研究所属专业领域和研究方法学领域。干预性研究的科学性审查一般应邀请本机构外专家参加。

第二十三条 医疗卫生机构伦理(审查)委员会按照工作制度,对临床研究独立开展伦理审查,确保临床研究符合伦理规范。

第二十四条 临床研究管理部门应当对提交的材料进行审核。有以下情形之一的,不予立项:

(一)不符合法律、法规、规章及规范性文件要求的;

(二)未通过科学性审查和伦理审查的;

(三)违背科研诚信规范的;

(四)研究前期准备不足,临床研究时机尚不成熟的;

(五)临床研究经费不足以完成临床研究的;

(六)药品、医疗器械等产品不符合使用规范的;

(七)临床研究的安全风险超出实施医疗卫生机构和研究者可控范围的;

(八)可能存在商业贿赂或其他不当利益关系的。

研究者应当签署利益冲突声明并与研究方案等一并提交医疗卫生机构审查,在发表研究结果时应当如实披露。

第二十五条 医疗卫生机构受其他机构委托、资助开展临床研究或者参与多中心临床研究的,应当与委托、资助机构或多中心临床研究牵头机构签订临床研究协议,明确双方权利、义务及责任分担等。

牵头机构对临床研究负主体责任,参与机构对本机构参与的临床研究内容负责。

参与机构应当根据自身情况对多中心研究中是否采用牵头机构科学性审查、伦理审查意见进行规定。

第二十六条 在医疗卫生机构立项审核通过时,临床研究的有关信息应当在国家医学研究登记备案信息系统(以下简称系统)按要求完成上传。鼓励医疗卫生机构和研究者在临床研究提出、科学性审查、伦理审查、立项审核等环节,实时在系统上传临床研究有关信息。

研究者应当如实、准确、完整填写临床研究信息,临床研究管理部门、伦理(审查)委员会等应当分别在系统填写并上传科学性审查、伦理审查和医疗卫生机构立项审核意见。

医疗卫生机构应当对临床研究信息的真实性、准确性、完整性等进行审核，并对相关内容负责，医疗卫生机构审核后完成信息上传。

在系统填写信息，应当使用规范汉字，涉及专业术语的应当符合学术规范。

完成信息上传的临床研究由系统统一编号。

第二十七条 多中心研究由牵头医疗卫生机构的研究者在系统填写，牵头机构和参与机构的临床研究管理部门、伦理（审查）委员会根据要求在系统上确认或上传有关补充材料、提交审核意见，并分别对有关信息的真实性、准确性、完整性负责。

第二十八条 完成信息上传的临床研究有关信息，通过系统或国家卫生健康委明确的平台向社会公开，接受同行和社会监督。

第五章　财务管理

第二十九条 医疗卫生机构应当根据国家法律法规规定和文件要求，建立临床研究经费管理制度，对批准立项的临床研究经费纳入单位收支进行统一管理，专款专用。

医疗卫生机构内设科室、部门和个人不得私自收受临床研究经费及物品。

第三十条 研究者应当严格执行本医疗卫生机构规章制度，合理使用研究经费，不得擅自调整或挪作他用。

第三十一条 医疗卫生机构或研究者严禁违规向受试者或研究对象收取与研究相关的费用。

第六章　实施管理

第三十二条 研究者应当严格按照批准的方案开展临床研究，稳慎、积极推动临床研究开展，如实记录临床研究过程和结果并妥善保存，配合医疗卫生机构及卫生健康行政部门完成对临床研究的监督检查。

第三十三条 在研究过程中，研究者需要对已立项的临床研究项目进行变更的，应当向医疗卫生机构临床研究管理部门报告。

临床研究管理部门应当按照科学性审查和伦理审查制度组织评估，对涉及研究目的、研究方法、主要研究终点、统计方法以及研究对象等实质修改的，应当重新进行科学性和伦理审查。

对需要重新审查的,应当及时启动审查。

第三十四条 研究者可以申请暂停或终止临床研究。

申请暂停或终止临床研究的,应当向临床研究管理部门报告并说明原因。医疗卫生机构应当按照临床研究全过程管理制度,作出是否同意暂停或终止的决定。

暂停或终止的干预性临床研究,已经有受试者入组的,医疗卫生机构及研究者应当制定方案,妥善保障已经入组受试者的权益。

第三十五条 医疗卫生机构应当对临床研究实施全过程监管,定期组织开展核查。主要研究者应当对负责的临床研究定期自查,确保临床研究的顺利进行。

第三十六条 医疗卫生机构应当加强临床研究的安全性评价,制定并落实不良事件记录、报告和处理相关的规章制度和规范标准,根据不良事件的性质和严重程度及时作出继续、暂停或者终止已经批准的决定,并妥善保障已经入组受试者的权益。

第三十七条 医疗卫生机构应当建立受试者争议和投诉的处理机制,科学判定是否有损害及其产生的原因,合理划分责任,按照约定或有关管理规定,对受到损害的受试者进行合理的补偿或赔偿。

医疗卫生机构应当建立受试者和研究对象损害风险预防、控制及财务保障机制。

第三十八条 临床研究过程中出现如下情形之一的,在充分考虑受试者安全的前提下,医疗卫生机构应当暂停或者终止研究。

(一)存在违反法律法规、规章的行为;

(二)存在违背伦理原则或科研诚信原则的行为;

(三)研究过程中发现相关药品、医疗器械可能存在严重质量缺陷;

(四)发现临床研究存在严重安全风险;

(五)存在商业贿赂或其他不当利益关系;

(六)违规使用研究经费的行为。

第三十九条 医疗卫生机构应当建立临床研究源数据的管理体系,实现集中统一存储,保障临床研究数据在收集、记录、修改、处理和保存过程中的真实性、准确性、完整性、规范性、保密性,确保数据可查询、可溯源。

第四十条 医疗卫生机构应当加强临床研究档案管理,如实记录并妥善保管相关文书档案。自研究结束之日起,档案保存年限不少于 10 年。在确保安全的前提下,可以实行电子归档。

第四十一条 临床研究发生启动、方案调整、暂停、终止、完成等情形时,医疗卫生机构和研究者应当在系统及时更新临床研究信息。

第四十二条 临床研究实行结项报告制度。临床研究终止或完成时,研究者应当及时分析研究结果,形成全面、客观、准确的研究报告。

临床研究管理部门应当对研究报告进行审核,并对该临床研究结项。

结项后的研究报告应当在系统上传,并向同行公开,加强学术交流。

第七章 监督管理

第四十三条 省级卫生健康行政部门应当依托系统加强辖区内临床研究的监测、评估、分析,实施监督管理。跨省域开展的临床研究的监督管理,由牵头医疗卫生机构所在地省级卫生健康行政部门牵头实施,参与医疗卫生机构所在地省级卫生健康行政部门配合实施。

省级卫生健康行政部门发现医疗卫生机构违反本办法规定,应当要求其立即改正,停止违规开展的研究、妥善保护受试者权益;发现医疗卫生机构临床研究管理体系及临床研究过程管理存在系统性、结构性问题,应当要求医疗卫生机构暂停所有临床研究,进行整改;并按照相关法律法规给予行政处罚及处分。有关监督检查情况,应当定期通报。

被要求停止的临床研究,由省级卫生健康行政部门在系统更新该临床研究有关行政监管信息并予以公布。

第四十四条 省级及以上卫生健康行政部门设立的专家委员会或其遴选的专业机构,应当依托系统对辖区内医疗卫生机构开展的临床研究进行技术核查,对科学性不强、伦理不合规、研究过程管理不规范以及违反本办法有关规定的,应当及时建议其所在医疗卫生机构停止相关研究、妥善保护有关受试者的合法权益;发现医疗卫生机构临床研究技术管理体系及临床研究技术管理存在系统性、结构性问题,应当建议医疗卫生机构暂停所有临床研究,进行整改。

有关技术核查情况,应向有关卫生健康行政部门反馈并提出处理建议,定期向辖区医疗卫生机构通报。

第四十五条 医疗卫生机构应当加强本机构开展临床研究情况的监督检查,发现研究者擅自开展临床研究、实质性调整研究方案未经医疗卫生机构批准或者违规收受临床研究经费等,应当按照有关规定处理。

第四十六条 未经医疗卫生机构批准,研究者擅自开展临床研究、调整已批准研究方案或者违规收受临床研究经费的,省级卫生健康行政部门和医疗卫生机构应当按照相关规定予以相应处理;医疗卫生机构未履行监督管理职责的,由相关卫生健康行政部门依法处理。构成犯罪的,移交司法机关依法处理。

第八章　附则

第四十七条 干细胞临床研究按照《干细胞临床研究管理办法(试行)》管理,非产品研制的体细胞临床研究参照《干细胞临床研究管理办法(试行)》管理。

第四十八条 中医临床研究不纳入试点。

第四十九条 本办法自 2021 年 10 月 1 日起试行,此前有关规范性文件的要求与本办法不一致的,在试行期间,以本办法为准。

国家药监局 国家卫生健康委关于发布药物临床试验质量管理规范的公告

（2020 年第 57 号）

为深化药品审评审批制度改革，鼓励创新，进一步推动我国药物临床试验规范研究和提升质量，国家药品监督管理局会同国家卫生健康委员会组织修订了《药物临床试验质量管理规范》，现予发布，自 2020 年 7 月 1 日起施行。

特此公告。

国家药监局　国家卫生健康委

2020 年 4 月 23 日

药物临床试验质量管理规范

第一章　总　则

第一条　为保证药物临床试验过程规范，数据和结果的科学、真实、可靠，保护受试者的权益和安全，根据《中华人民共和国药品管理法》《中华人民共和国疫苗管理法》《中华人民共和国药品管理法实施条例》，制定本规范。本规范适用于为申请药品注册而进行的药物临床试验。药物临床试验的相关活动应当遵守本规范。

第二条　药物临床试验质量管理规范是药物临床试验全过程的质量标准，包括方案设计、组织实施、监查、稽查、记录、分析、总结和报告。

第三条　药物临床试验应当符合《世界医学大会赫尔辛基宣言》原则及相

关伦理要求,受试者的权益和安全是考虑的首要因素,优先于对科学和社会的获益。伦理审查与知情同意是保障受试者权益的重要措施。

第四条 药物临床试验应当有充分的科学依据。临床试验应当权衡受试者和社会的预期风险和获益,只有当预期的获益大于风险时,方可实施或者继续临床试验。

第五条 试验方案应当清晰、详细、可操作。试验方案在获得伦理委员会同意后方可执行。

第六条 研究者在临床试验过程中应当遵守试验方案,凡涉及医学判断或临床决策应当由临床医生做出。参加临床试验实施的研究人员,应当具有能够承担临床试验工作相应的教育、培训和经验。

第七条 所有临床试验的纸质或电子资料应当被妥善地记录、处理和保存,能够准确地报告、解释和确认。应当保护受试者的隐私和其相关信息的保密性。

第八条 试验药物的制备应当符合临床试验用药品生产质量管理相关要求。试验药物的使用应当符合试验方案。

第九条 临床试验的质量管理体系应当覆盖临床试验的全过程,重点是受试者保护、试验结果可靠,以及遵守相关法律法规。

第十条 临床试验的实施应当遵守利益冲突回避原则。

第二章 术语及其定义

第十一条 本规范下列用语的含义是:

(一)临床试验,指以人体(患者或健康受试者)为对象的试验,意在发现或验证某种试验药物的临床医学、药理学以及其他药效学作用、不良反应,或者试验药物的吸收、分布、代谢和排泄,以确定药物的疗效与安全性的系统性试验。

(二)临床试验的依从性,指临床试验参与各方遵守与临床试验有关要求、本规范和相关法律法规。

(三)非临床研究,指不在人体上进行的生物医学研究。

(四)独立的数据监查委员会(数据和安全监查委员会,监查委员会,数据监查委员会),指由申办者设立的独立的数据监查委员会,定期对临床试验的进展、安全性数据和重要的有效性终点进行评估,并向申办者建议是否继续、调整或者停止试验。

（五）伦理委员会，指由医学、药学及其他背景人员组成的委员会，其职责是通过独立地审查、同意、跟踪审查试验方案及相关文件、获得和记录受试者知情同意所用的方法和材料等，确保受试者的权益、安全受到保护。

（六）研究者，指实施临床试验并对临床试验质量及受试者权益和安全负责的试验现场的负责人。

（七）申办者，指负责临床试验的发起、管理和提供临床试验经费的个人、组织或者机构。

（八）合同研究组织，指通过签订合同授权，执行申办者或者研究者在临床试验中的某些职责和任务的单位。

（九）受试者，指参加一项临床试验，并作为试验用药品的接受者，包括患者、健康受试者。

（十）弱势受试者，指维护自身意愿和权利的能力不足或者丧失的受试者，其自愿参加临床试验的意愿，有可能被试验的预期获益或者拒绝参加可能被报复而受到不正当影响。包括：研究者的学生和下级、申办者的员工、军人、犯人、无药可救疾病的患者、处于危急状况的患者，入住福利院的人、流浪者、未成年人和无能力知情同意的人等。

（十一）知情同意，指受试者被告知可影响其做出参加临床试验决定的各方面情况后，确认同意自愿参加临床试验的过程。该过程应当以书面的、签署姓名和日期的知情同意书作为文件证明。

（十二）公正见证人，指与临床试验无关，不受临床试验相关人员不公正影响的个人，在受试者或者其监护人无阅读能力时，作为公正的见证人，阅读知情同意书和其他书面资料，并见证知情同意。

（十三）监查，指监督临床试验的进展，并保证临床试验按照试验方案、标准操作规程和相关法律法规要求实施、记录和报告的行动。

（十四）监查计划，指描述监查策略、方法、职责和要求的文件。

（十五）监查报告，指监查员根据申办者的标准操作规程规定，在每次进行现场访视或者其他临床试验相关的沟通后，向申办者提交的书面报告。

（十六）稽查，指对临床试验相关活动和文件进行系统的、独立的检查，以评估确定临床试验相关活动的实施、试验数据的记录、分析和报告是否符合试验方案、标准操作规程和相关法律法规的要求。

（十七）稽查报告，指由申办者委派的稽查员撰写的，关于稽查结果的书面评估报告。

（十八）检查,指药品监督管理部门对临床试验的有关文件、设施、记录和其他方面进行审核检查的行为,检查可以在试验现场、申办者或者合同研究组织所在地,以及药品监督管理部门认为必要的其他场所进行。

（十九）直接查阅,指对评估药物临床试验重要的记录和报告直接进行检查、分析、核实或者复制等。直接查阅的任何一方应当按照相关法律法规,采取合理的措施保护受试者隐私以及避免泄露申办者的权属信息和其他需要保密的信息。

（二十）试验方案,指说明临床试验目的、设计、方法学、统计学考虑和组织实施的文件。试验方案通常还应当包括临床试验的背景和理论基础,该内容也可以在其他参考文件中给出。试验方案包括方案及其修订版。

（二十一）研究者手册,指与开展临床试验相关的试验用药品的临床和非临床研究资料汇编。

（二十二）病例报告表,指按照试验方案要求设计,向申办者报告的记录受试者相关信息的纸质或者电子文件。

（二十三）标准操作规程,指为保证某项特定操作的一致性而制定的详细的书面要求。

（二十四）试验用药品,指用于临床试验的试验药物、对照药品。

（二十五）对照药品,指临床试验中用于与试验药物参比对照的其他研究药物、已上市药品或者安慰剂。

（二十六）不良事件,指受试者接受试验用药品后出现的所有不良医学事件,可以表现为症状体征、疾病或者实验室检查异常,但不一定与试验用药品有因果关系。

（二十七）严重不良事件,指受试者接受试验用药品后出现死亡、危及生命、永久或者严重的残疾或者功能丧失、受试者需要住院治疗或者延长住院时间,以及先天性异常或者出生缺陷等不良医学事件。

（二十八）药物不良反应,指临床试验中发生的任何与试验用药品可能有关的对人体有害或者非期望的反应。试验用药品与不良事件之间的因果关系至少有一个合理的可能性,即不能排除相关性。

（二十九）可疑且非预期严重不良反应,指临床表现的性质和严重程度超出了试验药物研究者手册、已上市药品的说明书或者产品特性摘要等已有资料信息的可疑并且非预期的严重不良反应。

（三十）受试者鉴认代码，指临床试验中分配给受试者以辩识其身份的唯一代码。研究者在报告受试者出现的不良事件和其他与试验有关的数据时，用该代码代替受试者姓名以保护其隐私。

（三十一）源文件，指临床试验中产生的原始记录、文件和数据，如医院病历、医学图像、实验室记录、备忘录、受试者日记或者评估表、发药记录、仪器自动记录的数据、缩微胶片、照相底片、磁介质、X光片、受试者文件，药房、实验室和医技部门保存的临床试验相关的文件和记录，包括核证副本等。源文件包括了源数据，可以以纸质或者电子等形式的载体存在。

（三十二）源数据，指临床试验中的原始记录或者核证副本上记载的所有信息，包括临床发现、观测结果以及用于重建和评价临床试验所需要的其他相关活动记录。

（三十三）必备文件，指能够单独或者汇集后用于评价临床试验的实施过程和试验数据质量的文件。

（三十四）核证副本，指经过审核验证，确认与原件的内容和结构等均相同的复制件，该复制件是经审核人签署姓名和日期，或者是由已验证过的系统直接生成，可以以纸质或者电子等形式的载体存在。

（三十五）质量保证，指在临床试验中建立的有计划的系统性措施，以保证临床试验的实施和数据的生成、记录和报告均遵守试验方案和相关法律法规。

（三十六）质量控制，指在临床试验质量保证系统中，为确证临床试验所有相关活动是否符合质量要求而实施的技术和活动。

（三十七）试验现场，指实施临床试验相关活动的场所。

（三十八）设盲，指临床试验中使一方或者多方不知道受试者治疗分配的程序。单盲一般指受试者不知道，双盲一般指受试者、研究者、监查员以及数据分析人员均不知道治疗分配。

（三十九）计算机化系统验证，指为建立和记录计算机化系统从设计到停止使用，或者转换至其他系统的全生命周期均能够符合特定要求的过程。验证方案应当基于考虑系统的预计用途、系统对受试者保护和临床试验结果可靠性的潜在影响等因素的风险评估而制定。

（四十）稽查轨迹，指能够追溯还原事件发生过程的记录。

第三章　伦理委员会

第十二条　伦理委员会的职责是保护受试者的权益和安全,应当特别关注弱势受试者。

(一)伦理委员会应当审查的文件包括:试验方案和试验方案修订版;知情同意书及其更新件;招募受试者的方式和信息;提供给受试者的其他书面资料;研究者手册;现有的安全性资料;包含受试者补偿信息的文件;研究者资格的证明文件;伦理委员会履行其职责所需要的其他文件。

(二)伦理委员会应当对临床试验的科学性和伦理性进行审查。

(三)伦理委员会应当对研究者的资格进行审查。

(四)为了更好地判断在临床试验中能否确保受试者的权益和安全以及基本医疗,伦理委员会可以要求提供知情同意书内容以外的资料和信息。

(五)实施非治疗性临床试验(即对受试者没有预期的直接临床获益的试验)时,若受试者的知情同意是由其监护人替代实施,伦理委员会应当特别关注试验方案中是否充分考虑了相应的伦理学问题以及法律法规。

(六)若试验方案中明确说明紧急情况下受试者或者其监护人无法在试验前签署知情同意书,伦理委员会应当审查试验方案中是否充分考虑了相应的伦理学问题以及法律法规。

(七)伦理委员会应当审查是否存在受试者被强迫、利诱等不正当的影响而参加临床试验。伦理委员会应当审查知情同意书中不能采用使受试者或者其监护人放弃其合法权益的内容,也不能含有为研究者和临床试验机构、申办者及其代理机构免除其应当负责任的内容。

(八)伦理委员会应当确保知情同意书、提供给受试者的其他书面资料说明了给受试者补偿的信息,包括补偿方式、数额和计划。

(九)伦理委员会应当在合理的时限内完成临床试验相关资料的审查或者备案流程,并给出明确的书面审查意见。审查意见应当包括审查的临床试验名称、文件(含版本号)和日期。

(十)伦理委员会的审查意见有:同意;必要的修改后同意;不同意;终止或者暂停已同意的研究。审查意见应当说明要求修改的内容,或者否定的理由。

(十一)伦理委员会应当关注并明确要求研究者及时报告:临床试验实施中为消除对受试者紧急危害的试验方案的偏离或者修改;增加受试者风险或者显

著影响临床试验实施的改变;所有可疑且非预期严重不良反应;可能对受试者的安全或者临床试验的实施产生不利影响的新信息。

(十二)伦理委员会有权暂停、终止未按照相关要求实施,或者受试者出现非预期严重损害的临床试验。

(十三)伦理委员会应当对正在实施的临床试验定期跟踪审查,审查的频率应当根据受试者的风险程度而定,但至少一年审查一次。

(十四)伦理委员会应当受理并妥善处理受试者的相关诉求。

第十三条 伦理委员会的组成和运行应当符合以下要求:

(一)伦理委员会的委员组成、备案管理应当符合卫生健康主管部门的要求。

(二)伦理委员会的委员均应当接受伦理审查的培训,能够审查临床试验相关的伦理学和科学等方面的问题。

(三)伦理委员会应当按照其制度和标准操作规程履行工作职责,审查应当有书面记录,并注明会议时间及讨论内容。

(四)伦理委员会会议审查意见的投票委员应当参与会议的审查和讨论,包括了各类别委员,具有不同性别组成,并满足其规定的人数。会议审查意见应当形成书面文件。

(五)投票或者提出审查意见的委员应当独立于被审查临床试验项目。

(六)伦理委员会应当有其委员的详细信息,并保证其委员具备伦理审查的资格。

(七)伦理委员会应当要求研究者提供伦理审查所需的各类资料,并回答伦理委员会提出的问题。

(八)伦理委员会可以根据需要邀请委员以外的相关专家参与审查,但不能参与投票。

第十四条 伦理委员会应当建立以下书面文件并执行:

(一)伦理委员会的组成、组建和备案的规定。

(二)伦理委员会会议日程安排、会议通知和会议审查的程序。

(三)伦理委员会初始审查和跟踪审查的程序。

(四)对伦理委员会同意的试验方案的较小修正,采用快速审查并同意的程序。

(五)向研究者及时通知审查意见的程序。

（六）对伦理审查意见有不同意见的复审程序。

第十五条 伦理委员会应当保留伦理审查的全部记录,包括伦理审查的书面记录、委员信息、递交的文件、会议记录和相关往来记录等。所有记录应当至少保存至临床试验结束后 5 年。研究者、申办者或者药品监督管理部门可以要求伦理委员会提供其标准操作规程和伦理审查委员名单。

第四章　研究者

第十六条 研究者和临床试验机构应当具备的资格和要求包括:

（一）具有在临床试验机构的执业资格;具备临床试验所需的专业知识、培训经历和能力;能够根据申办者、伦理委员会和药品监督管理部门的要求提供最新的工作履历和相关资格文件。

（二）熟悉申办者提供的试验方案、研究者手册、试验药物相关资料信息。

（三）熟悉并遵守本规范和临床试验相关的法律法规。

（四）保存一份由研究者签署的职责分工授权表。

（五）研究者和临床试验机构应当接受申办者组织的监查和稽查,以及药品监督管理部门的检查。

（六）研究者和临床试验机构授权个人或者单位承担临床试验相关的职责和功能,应当确保其具备相应资质,应当建立完整的程序以确保其执行临床试验相关职责和功能,产生可靠的数据。研究者和临床试验机构授权临床试验机构以外的单位承担试验相关的职责和功能应当获得申办者同意。

第十七条 研究者和临床试验机构应当具有完成临床试验所需的必要条件:

（一）研究者在临床试验约定的期限内有按照试验方案入组足够数量受试者的能力。

（二）研究者在临床试验约定的期限内有足够的时间实施和完成临床试验。

（三）研究者在临床试验期间有权支配参与临床试验的人员,具有使用临床试验所需医疗设施的权限,正确、安全地实施临床试验。

（四）研究者在临床试验期间确保所有参加临床试验的人员充分了解试验方案及试验用药品,明确各自在试验中的分工和职责,确保临床试验数据的真实、完整和准确。

（五）研究者监管所有研究人员执行试验方案,并采取措施实施临床试验的质量管理。

（六）临床试验机构应当设立相应的内部管理部门，承担临床试验的管理工作。

第十八条 研究者应当给予受试者适合的医疗处理：

（一）研究者为临床医生或者授权临床医生需要承担所有与临床试验有关的医学决策责任。

（二）在临床试验和随访期间，对于受试者出现与试验相关的不良事件，包括有临床意义的实验室异常时，研究者和临床试验机构应当保证受试者得到妥善的医疗处理，并将相关情况如实告知受试者。研究者意识到受试者存在合并疾病需要治疗时，应当告知受试者，并关注可能干扰临床试验结果或者受试者安全的合并用药。

（三）在受试者同意的情况下，研究者可以将受试者参加试验的情况告知相关的临床医生。

（四）受试者可以无理由退出临床试验。研究者在尊重受试者个人权利的同时，应当尽量了解其退出理由。

第十九条 研究者与伦理委员会的沟通包括：

（一）临床试验实施前，研究者应当获得伦理委员会的书面同意；未获得伦理委员会书面同意前，不能筛选受试者。

（二）临床试验实施前和临床试验过程中，研究者应当向伦理委员会提供伦理审查需要的所有文件。

第二十条 研究者应当遵守试验方案。

（一）研究者应当按照伦理委员会同意的试验方案实施临床试验。

（二）未经申办者和伦理委员会的同意，研究者不得修改或者偏离试验方案，但不包括为了及时消除对受试者的紧急危害或者更换监查员、电话号码等仅涉及临床试验管理方面的改动。

（三）研究者或者其指定的研究人员应当对偏离试验方案予以记录和解释。

（四）为了消除对受试者的紧急危害，在未获得伦理委员会同意的情况下，研究者修改或者偏离试验方案，应当及时向伦理委员会、申办者报告，并说明理由，必要时报告药品监督管理部门。

（五）研究者应当采取措施，避免使用试验方案禁用的合并用药。

第二十一条 研究者和临床试验机构对申办者提供的试验用药品有管理

责任。

(一)研究者和临床试验机构应当指派有资格的药师或者其他人员管理试验用药品。

(二)试验用药品在临床试验机构的接收、贮存、分发、回收、退还及未使用的处置等管理应当遵守相应的规定并保存记录。

试验用药品管理的记录应当包括日期、数量、批号/序列号、有效期、分配编码、签名等。研究者应当保存每位受试者使用试验用药品数量和剂量的记录。试验用药品的使用数量和剩余数量应当与申办者提供的数量一致。

(三)试验用药品的贮存应当符合相应的贮存条件。

(四)研究者应当确保试验用药品按照试验方案使用,应当向受试者说明试验用药品的正确使用方法。

(五)研究者应当对生物等效性试验的临床试验用药品进行随机抽取留样。临床试验机构至少保存留样至药品上市后 2 年。临床试验机构可将留存样品委托具备条件的独立的第三方保存,但不得返还申办者或者与其利益相关的第三方。

第二十二条 研究者应当遵守临床试验的随机化程序。

盲法试验应当按照试验方案的要求实施揭盲。若意外破盲或者因严重不良事件等情况紧急揭盲时,研究者应当向申办者书面说明原因。

第二十三条 研究者实施知情同意,应当遵守赫尔辛基宣言的伦理原则,并符合以下要求:

(一)研究者应当使用经伦理委员会同意的最新版的知情同意书和其他提供给受试者的信息。如有必要,临床试验过程中的受试者应当再次签署知情同意书。

(二)研究者获得可能影响受试者继续参加试验的新信息时,应当及时告知受试者或者其监护人,并作相应记录。

(三)研究人员不得采用强迫、利诱等不正当的方式影响受试者参加或者继续临床试验。

(四)研究者或者指定研究人员应当充分告知受试者有关临床试验的所有相关事宜,包括书面信息和伦理委员会的同意意见。

(五)知情同意书等提供给受试者的口头和书面资料均应当采用通俗易懂的语言和表达方式,使受试者或者其监护人、见证人易于理解。

（六）签署知情同意书之前，研究者或者指定研究人员应当给予受试者或者其监护人充分的时间和机会了解临床试验的详细情况，并详尽回答受试者或者其监护人提出的与临床试验相关的问题。

（七）受试者或者其监护人，以及执行知情同意的研究者应当在知情同意书上分别签名并注明日期，如非受试者本人签署，应当注明关系。

（八）若受试者或者其监护人缺乏阅读能力，应当有一位公正的见证人见证整个知情同意过程。研究者应当向受试者或者其监护人、见证人详细说明知情同意书和其他文字资料的内容。如受试者或者其监护人口头同意参加试验，在有能力情况下应当尽量签署知情同意书，见证人还应当在知情同意书上签字并注明日期，以证明受试者或者其监护人就知情同意书和其他文字资料得到了研究者准确地解释，并理解了相关内容，同意参加临床试验。

（九）受试者或者其监护人应当得到已签署姓名和日期的知情同意书原件或者副本和其他提供给受试者的书面资料，包括更新版知情同意书原件或者副本，和其他提供给受试者的书面资料的修订文本。

（十）受试者为无民事行为能力的，应当取得其监护人的书面知情同意；受试者为限制民事行为能力的人的，应当取得本人及其监护人的书面知情同意。当监护人代表受试者知情同意时，应当在受试者可理解的范围内告知受试者临床试验的相关信息，并尽量让受试者亲自签署知情同意书和注明日期。

（十一）紧急情况下，参加临床试验前不能获得受试者的知情同意时，其监护人可以代表受试者知情同意，若其监护人也不在场时，受试者的入选方式应当在试验方案以及其他文件中清楚表述，并获得伦理委员会的书面同意；同时应当尽快得到受试者或者其监护人可以继续参加临床试验的知情同意。

（十二）当受试者参加非治疗性临床试验，应当由受试者本人在知情同意书上签字同意和注明日期。

只有符合下列条件，非治疗临床试验可由监护人代表受试者知情同意：临床试验只能在无知情同意能力的受试者中实施；受试者的预期风险低；受试者健康的负面影响已减至最低，且法律法规不禁止该类临床试验的实施；该类受试者的入选已经得到伦理委员会审查同意。该类临床试验原则上只能在患有试验药物适用的疾病或者状况的患者中实施。在临床试验中应当严密观察受试者，若受试者出现过度痛苦或者不适的表现，应当让其退出试验，还应当给以必要的处置以保证受试者的安全。

（十三）病史记录中应当记录受试者知情同意的具体时间和人员。

（十四）儿童作为受试者，应当征得其监护人的知情同意并签署知情同意书。当儿童有能力做出同意参加临床试验的决定时，还应当征得其本人同意，如果儿童受试者本人不同意参加临床试验或者中途决定退出临床试验时，即使监护人已经同意参加或者愿意继续参加，也应当以儿童受试者本人的决定为准，除非在严重或者危及生命疾病的治疗性临床试验中，研究者、其监护人认为儿童受试者若不参加研究其生命会受到危害，这时其监护人的同意即可使患者继续参与研究。在临床试验过程中，儿童受试者达到了签署知情同意的条件，则需要由本人签署知情同意之后方可继续实施。

第二十四条 知情同意书和提供给受试者的其他资料应当包括：

（一）临床试验概况。

（二）试验目的。

（三）试验治疗和随机分配至各组的可能性。

（四）受试者需要遵守的试验步骤，包括创伤性医疗操作。

（五）受试者的义务。

（六）临床试验所涉及试验性的内容。

（七）试验可能致受试者的风险或者不便，尤其是存在影响胚胎、胎儿或者哺乳婴儿的风险时。

（八）试验预期的获益，以及不能获益的可能性。

（九）其他可选的药物和治疗方法，及其重要的潜在获益和风险。

（十）受试者发生与试验相关的损害时，可获得补偿以及治疗。

（十一）受试者参加临床试验可能获得的补偿。

（十二）受试者参加临床试验预期的花费。

（十三）受试者参加试验是自愿的，可以拒绝参加或者有权在试验任何阶段随时退出试验而不会遭到歧视或者报复，其医疗待遇与权益不会受到影响。

（十四）在不违反保密原则和相关法规的情况下，监查员、稽查员、伦理委员会和药品监督管理部门检查人员可以查阅受试者的原始医学记录，以核实临床试验的过程和数据。

（十五）受试者相关身份鉴别记录的保密事宜，不公开使用。如果发布临床试验结果，受试者的身份信息仍保密。

（十六）有新的可能影响受试者继续参加试验的信息时，将及时告知受试者或者其监护人。

（十七）当存在有关试验信息和受试者权益的问题，以及发生试验相关损害时，受试者可联系的研究者和伦理委员会及其联系方式。

（十八）受试者可能被终止试验的情况以及理由。

（十九）受试者参加试验的预期持续时间。

（二十）参加该试验的预计受试者人数。

第二十五条 试验的记录和报告应当符合以下要求：

（一）研究者应当监督试验现场的数据采集、各研究人员履行其工作职责的情况。

（二）研究者应当确保所有临床试验数据是从临床试验的源文件和试验记录中获得的，是准确、完整、可读和及时的。源数据应当具有可归因性、易读性、同时性、原始性、准确性、完整性、一致性和持久性。源数据的修改应当留痕，不能掩盖初始数据，并记录修改的理由。以患者为受试者的临床试验，相关的医疗记录应当载入门诊或者住院病历系统。临床试验机构的信息化系统具备建立临床试验电子病历条件时，研究者应当首选使用，相应的计算机化系统应当具有完善的权限管理和稽查轨迹，可以追溯至记录的创建者或者修改者，保障所采集的源数据可以溯源。

（三）研究者应当按照申办者提供的指导说明填写和修改病例报告表，确保各类病例报告表及其他报告中的数据准确、完整、清晰和及时。病例报告表中数据应当与源文件一致，若存在不一致应当做出合理的解释。病例报告表中数据的修改，应当使初始记录清晰可辨，保留修改轨迹，必要时解释理由，修改者签名并注明日期。

申办者应当有书面程序确保其对病例报告表的改动是必要的、被记录的，并得到研究者的同意。研究者应当保留修改和更正的相关记录。

（四）研究者和临床试验机构应当按"临床试验必备文件"和药品监督管理部门的相关要求，妥善保存试验文档。

（五）在临床试验的信息和受试者信息处理过程中应当注意避免信息的非法或者未授权的查阅、公开、散播、修改、损毁、丢失。临床试验数据的记录、处理和保存应当确保记录和受试者信息的保密性。

（六）申办者应当与研究者和临床试验机构就必备文件保存时间、费用和到期后的处理在合同中予以明确。

（七）根据监查员、稽查员、伦理委员会或者药品监督管理部门的要求，研究者和临床试验机构应当配合并提供所需的与试验有关的记录。

第二十六条 研究者的安全性报告应当符合以下要求：

除试验方案或者其他文件（如研究者手册）中规定不需立即报告的严重不良事件外，研究者应当立即向申办者书面报告所有严重不良事件，随后应当及时提供详尽、书面的随访报告。严重不良事件报告和随访报告应当注明受试者在临床试验中的鉴认代码，而不是受试者的真实姓名、公民身份号码和住址等身份信息。试验方案中规定的、对安全性评价重要的不良事件和实验室异常值，应当按照试验方案的要求和时限向申办者报告。

涉及死亡事件的报告，研究者应当向申办者和伦理委员会提供其他所需要的资料，如尸检报告和最终医学报告。

研究者收到申办者提供的临床试验的相关安全性信息后应当及时签收阅读，并考虑受试者的治疗，是否进行相应调整，必要时尽早与受试者沟通，并应当向伦理委员会报告由申办方提供的可疑且非预期严重不良反应。

第二十七条 提前终止或者暂停临床试验时，研究者应当及时通知受试者，并给予受试者适当的治疗和随访。此外：

（一）研究者未与申办者商议而终止或者暂停临床试验，研究者应当立即向临床试验机构、申办者和伦理委员会报告，并提供详细的书面说明。

（二）申办者终止或者暂停临床试验，研究者应当立即向临床试验机构、伦理委员会报告，并提供详细书面说明。

（三）伦理委员会终止或者暂停已经同意的临床试验，研究者应当立即向临床试验机构、申办者报告，并提供详细书面说明。

第二十八条 研究者应当提供试验进展报告。

（一）研究者应当向伦理委员会提交临床试验的年度报告，或者应当按照伦理委员会的要求提供进展报告。

（二）出现可能显著影响临床试验的实施或者增加受试者风险的情况，研究者应当尽快向申办者、伦理委员会和临床试验机构书面报告。

（三）临床试验完成后，研究者应当向临床试验机构报告；研究者应当向伦理委员会提供临床试验结果的摘要，向申办者提供药品监督管理部门所需要的临床试验相关报告。

第五章　申办者

第二十九条　申办者应当把保护受试者的权益和安全以及临床试验结果的真实、可靠作为临床试验的基本考虑。

第三十条　申办者应当建立临床试验的质量管理体系。

申办者的临床试验的质量管理体系应当涵盖临床试验的全过程，包括临床试验的设计、实施、记录、评估、结果报告和文件归档。质量管理包括有效的试验方案设计、收集数据的方法及流程、对于临床试验中做出决策所必须的信息采集。

临床试验质量保证和质量控制的方法应当与临床试验内在的风险和所采集信息的重要性相符。申办者应当保证临床试验各个环节的可操作性，试验流程和数据采集避免过于复杂。试验方案、病例报告表及其他相关文件应当清晰、简洁和前后一致。

申办者应当履行管理职责。根据临床试验需要可建立临床试验的研究和管理团队，以指导、监督临床试验实施。研究和管理团队内部的工作应当及时沟通。在药品监督管理部门检查时，研究和管理团队均应当派员参加。

第三十一条　申办者基于风险进行质量管理。

（一）试验方案制定时应当明确保护受试者权益和安全以及保证临床试验结果可靠的关键环节和数据。

（二）应当识别影响到临床试验关键环节和数据的风险。该风险应当从两个层面考虑：系统层面，如设施设备、标准操作规程、计算机化系统、人员、供应商；临床试验层面，如试验药物、试验设计、数据收集和记录、知情同意过程。

（三）风险评估应当考虑在现有风险控制下发生差错的可能性；该差错对保护受试者权益和安全，以及数据可靠性的影响；该差错被监测到的程度。

（四）应当识别可减少或者可被接受的风险。减少风险的控制措施应当体现在试验方案的设计和实施、监查计划、各方职责明确的合同、标准操作规程的依从性，以及各类培训。

预先设定质量风险的容忍度时，应当考虑变量的医学和统计学特点及统计设计，以鉴别影响受试者安全和数据可靠的系统性问题。出现超出质量风险的容忍度的情况时，应当评估是否需要采取进一步的措施。

（五）临床试验期间，质量管理应当有记录，并及时与相关各方沟通，促使风险评估和质量持续改进。

（六）申办者应当结合临床试验期间的新知识和经验，定期评估风险控制措施，以确保现行的质量管理的有效性和适用性。

（七）申办者应当在临床试验报告中说明所采用的质量管理方法，并概述严重偏离质量风险的容忍度的事件和补救措施。

第三十二条　申办者的质量保证和质量控制应当符合以下要求：

（一）申办者负责制定、实施和及时更新有关临床试验质量保证和质量控制系统的标准操作规程，确保临床试验的实施、数据的产生、记录和报告均遵守试验方案、本规范和相关法律法规的要求。

（二）临床试验和实验室检测的全过程均需严格按照质量管理标准操作规程进行。数据处理的每个阶段均有质量控制，以保证所有数据是可靠的，数据处理过程是正确的。

（三）申办者应当与研究者和临床试验机构等所有参加临床试验的相关单位签订合同，明确各方职责。

（四）申办者与各相关单位签订的合同中应当注明申办者的监查和稽查、药品监督管理部门的检查可直接去到试验现场，查阅源数据、源文件和报告。

第三十三条　申办者委托合同研究组织应当符合以下要求：

（一）申办者可以将其临床试验的部分或者全部工作和任务委托给合同研究组织，但申办者仍然是临床试验数据质量和可靠性的最终责任人，应当监督合同研究组织承担的各项工作。合同研究组织应当实施质量保证和质量控制。

（二）申办者委托给合同研究组织的工作应当签订合同。合同中应当明确以下内容：委托的具体工作以及相应的标准操作规程；申办者有权确认被委托工作执行标准操作规程的情况；对被委托方的书面要求；被委托方需要提交给申办者的报告要求；与受试者的损害赔偿措施相关的事项；其他与委托工作有关的事项。合同研究组织如存在任务转包，应当获得申办者的书面批准。

（三）未明确委托给合同研究组织的工作和任务，其职责仍由申办者负责。

（四）本规范中对申办者的要求，适用于承担申办者相关工作和任务的合同研究组织。

第三十四条　申办者应当指定有能力的医学专家及时对临床试验的相关医学问题进行咨询。

第三十五条　申办者应当选用有资质的生物统计学家、临床药理学家和临床医生等参与试验,包括设计试验方案和病例报告表、制定统计分析计划、分析数据、撰写中期和最终的试验总结报告。

第三十六条 申办者在试验管理、数据处理与记录保存中应当符合以下要求：

（一）申办者应当选用有资质的人员监督临床试验的实施、数据处理、数据核对、统计分析和试验总结报告的撰写。

（二）申办者可以建立独立的数据监查委员会,以定期评价临床试验的进展情况,包括安全性数据和重要的有效性终点数据。独立的数据监查委员会可以建议申办者是否可以继续实施、修改或者停止正在实施的临床试验。独立的数据监查委员会应当有书面的工作流程,应当保存所有相关会议记录。

（三）申办者使用的电子数据管理系统,应当通过可靠的系统验证,符合预先设置的技术性能,以保证试验数据的完整、准确、可靠,并保证在整个试验过程中系统始终处于验证有效的状态。

（四）电子数据管理系统应当具有完整的使用标准操作规程,覆盖电子数据管理的设置、安装和使用;标准操作规程应当说明该系统的验证、功能测试、数据采集和处理、系统维护、系统安全性测试、变更控制、数据备份、恢复、系统的应急预案和软件报废;标准操作规程应当明确使用计算机化系统时,申办者、研究者和临床试验机构的职责。所有使用计算机化系统的人员应当经过培训。

（五）计算机化系统数据修改的方式应当预先规定,其修改过程应当完整记录,原数据（如保留电子数据稽查轨迹、数据轨迹和编辑轨迹）应当保留;电子数据的整合、内容和结构应当有明确规定,以确保电子数据的完整性;当计算机化系统出现变更时,如软件升级或者数据转移等,确保电子数据的完整性更为重要。

若数据处理过程中发生数据转换,确保转换后的数据与原数据一致,和该数据转化过程的可见性。

（六）保证电子数据管理系统的安全性,未经授权的人员不能访问;保存被授权修改数据人员的名单;电子数据应当及时备份;盲法设计的临床试验,应当始终保持盲法状态,包括数据录入和处理。

（七）申办者应当使用受试者鉴认代码,鉴别每一位受试者所有临床试验数据。盲法试验揭盲以后,申办者应当及时把受试者的试验用药品情况书面告知研究者。

（八）申办者应当保存与申办者相关的临床试验数据，有些参加临床试验的相关单位获得的其他数据，也应当作为申办者的特定数据保留在临床试验必备文件内。

（九）申办者暂停或者提前终止实施中的临床试验，应当通知所有相关的研究者和临床试验机构和药品监督管理部门。

（十）试验数据所有权的转移，需符合相关法律法规的要求。

（十一）申办者应当书面告知研究者和临床试验机构对试验记录保存的要求；当试验相关记录不再需要时，申办者也应当书面告知研究者和临床试验机构。

第三十七条　申办者选择研究者应当符合以下要求：

（一）申办者负责选择研究者和临床试验机构。研究者均应当经过临床试验的培训、有临床试验的经验，有足够的医疗资源完成临床试验。多个临床试验机构参加的临床试验，如需选择组长单位由申办者负责。

（二）涉及医学判断的样本检测实验室，应当符合相关规定并具备相应资质。临床试验中采集标本的管理、检测、运输和储存应当保证质量。禁止实施与伦理委员会同意的试验方案无关的生物样本检测（如基因等）。临床试验结束后，剩余标本的继续保存或者将来可能被使用等情况，应当由受试者签署知情同意书，并说明保存的时间和数据的保密性问题，以及在何种情况下数据和样本可以和其他研究者共享等。

（三）申办者应当向研究者和临床试验机构提供试验方案和最新的研究者手册，并应当提供足够的时间让研究者和临床试验机构审议试验方案和相关资料。

第三十八条　临床试验各方参与临床试验前，申办者应当明确其职责，并在签订的合同中注明。

第三十九条　申办者应当采取适当方式保证可以给予受试者和研究者补偿或者赔偿。

（一）申办者应当向研究者和临床试验机构提供与临床试验相关的法律上、经济上的保险或者保证，并与临床试验的风险性质和风险程度相适应。但不包括研究者和临床试验机构自身的过失所致的损害。

（二）申办者应当承担受试者与临床试验相关的损害或者死亡的诊疗费用，以及相应的补偿。申办者和研究者应当及时兑付给予受试者的补偿或者赔偿。

（三）申办者提供给受试者补偿的方式方法，应当符合相关的法律法规。

（四）申办者应当免费向受试者提供试验用药品，支付与临床试验相关的医学检测费用。

第四十条 申办者与研究者和临床试验机构签订的合同，应当明确试验各方的责任、权利和利益，以及各方应当避免的、可能的利益冲突。合同的试验经费应当合理，符合市场规律。申办者、研究者和临床试验机构应当在合同上签字确认。

合同内容中应当包括：临床试验的实施过程中遵守本规范及相关的临床试验的法律法规；执行经过申办者和研究者协商确定的、伦理委员会同意的试验方案；遵守数据记录和报告程序；同意监查、稽查和检查；临床试验相关必备文件的保存及其期限；发表文章、知识产权等的约定。

第四十一条 临床试验开始前，申办者应当向药品监督管理部门提交相关的临床试验资料，并获得临床试验的许可或者完成备案。递交的文件资料应当注明版本号及版本日期。

第四十二条 申办者应当从研究者和临床试验机构获取伦理委员会的名称和地址、参与项目审查的伦理委员会委员名单、符合本规范及相关法律法规的审查声明，以及伦理委员会审查同意的文件和其他相关资料。

第四十三条 申办者在拟定临床试验方案时，应当有足够的安全性和有效性数据支持其给药途径、给药剂量和持续用药时间。当获得重要的新信息时，申办者应当及时更新研究者手册。

第四十四条 试验用药品的制备、包装、标签和编码应当符合以下要求：

（一）试验药物制备应当符合临床试验用药品生产质量管理相关要求；试验用药品的包装标签上应当标明仅用于临床试验、临床试验信息和临床试验用药品信息；在盲法试验中能够保持盲态。

（二）申办者应当明确规定试验用药品的贮存温度、运输条件（是否需要避光）、贮存时限、药物溶液的配制方法和过程，及药物输注的装置要求等。试验用药品的使用方法应当告知试验的所有相关人员，包括监查员、研究者、药剂师、药物保管人员等。

（三）试验用药品的包装，应当能确保药物在运输和贮存期间不被污染或者变质。

（四）在盲法试验中，试验用药品的编码系统应当包括紧急揭盲程序，以便在紧急医学状态时能够迅速识别何种试验用药品,而不破坏临床试验的盲态。

第四十五条 试验用药品的供给和管理应当符合以下要求:

(一)申办者负责向研究者和临床试验机构提供试验用药品。

(二)申办者在临床试验获得伦理委员会同意和药品监督管理部门许可或者备案之前,不得向研究者和临床试验机构提供试验用药品。

(三)申办者应当向研究者和临床试验机构提供试验用药品的书面说明,说明应当明确试验用药品的使用、贮存和相关记录。申办者制定试验用药品的供给和管理规程,包括试验用药品的接收、贮存、分发、使用及回收等。从受试者处回收以及研究人员未使用试验用药品应当返还申办者,或者经申办者授权后由临床试验机构进行销毁。

(四)申办者应当确保试验用药品及时送达研究者和临床试验机构,保证受试者及时使用;保存试验用药品的运输、接收、分发、回收和销毁记录;建立试验用药品回收管理制度,保证缺陷产品的召回、试验结束后的回收、过期后回收;建立未使用试验用药品的销毁制度。所有试验用药品的管理过程应当有书面记录,全过程计数准确。

(五)申办者应当采取措施确保试验期间试验用药品的稳定性。试验用药品的留存样品保存期限,在试验药品贮存时限内,应当保存至临床试验数据分析结束或者相关法规要求的时限,两者不一致时取其中较长的时限。

第四十六条 申办者应当明确试验记录的查阅权限。

(一)申办者应当在试验方案或者合同中明确研究者和临床试验机构允许监查员、稽查员、伦理委员会的审查者及药品监督管理部门的检查人员,能够直接查阅临床试验相关的源数据和源文件。

(二)申办者应当确认每位受试者均以书面形式同意监查员、稽查员、伦理委员会的审查者及药品监督管理部门的检查人员直接查阅其与临床试验有关的原始医学记录。

第四十七条 申办者负责药物试验期间试验用药品的安全性评估。申办者应当将临床试验中发现的可能影响受试者安全、可能影响临床试验实施、可能改变伦理委员会同意意见的问题,及时通知研究者和临床试验机构、药品监督管理部门。

第四十八条 申办者应当按照要求和时限报告药物不良反应。

(一)申办者收到任何来源的安全性相关信息后,均应当立即分析评估,包括严重性、与试验药物的相关性以及是否为预期事件等。申办者应当将可疑且非预期严重不良反应快速报告给所有参加临床试验的研究者及临床试验机构、伦理委员会;申办者应当向药品监督管理部门和卫生健康主管部门报告可疑且非预期严重不良反应。

(二)申办者提供的药物研发期间安全性更新报告应当包括临床试验风险与获益的评估,有关信息通报给所有参加临床试验的研究者及临床试验机构、伦理委员会。

第四十九条 临床试验的监查应当符合以下要求:

(一)监查的目的是为了保证临床试验中受试者的权益,保证试验记录与报告的数据准确、完整,保证试验遵守已同意的方案、本规范和相关法规。

(二)申办者委派的监查员应当受过相应的培训,具备医学、药学等临床试验监查所需的知识,能够有效履行监查职责。

(三)申办者应当建立系统的、有优先顺序的、基于风险评估的方法,对临床试验实施监查。监查的范围和性质可具有灵活性,允许采用不同的监查方法以提高监查的效率和有效性。申办者应当将选择监查策略的理由写在监查计划中。

(四)申办者制定监查计划。监查计划应当特别强调保护受试者的权益,保证数据的真实性,保证应对临床试验中的各类风险。监查计划应当描述监查的策略、对试验各方的监查职责、监查的方法,以及应用不同监查方法的原因。监查计划应当强调对关键数据和流程的监查。监查计划应当遵守相关法律法规。

(五)申办者应当制定监查标准操作规程,监查员在监查工作中应当执行标准操作规程。

(六)申办者应当实施临床试验监查,监查的范围和性质取决于临床试验的目的、设计、复杂性、盲法、样本大小和临床试验终点等。

(七)现场监查和中心化监查应当基于临床试验的风险结合进行。现场监查是在临床试验现场进行监查,通常应当在临床试验开始前、实施中和结束后进行。中心化监查是及时的对正在实施的临床试验进行远程评估,以及汇总不同的临床试验机构采集的数据进行远程评估。中心化监查的过程有助于提高临床试验的监查效果,是对现场监查的补充。

中心化监查中应用统计分析可确定数据的趋势,包括不同的临床试验机构内部和临床试验机构间的数据范围及一致性,并能分析数据的特点和质量,有助于选择监查现场和监查程序。

（八）特殊情况下，申办者可以将监查与其他的试验工作结合进行，如研究人员培训和会议。监查时，可采用统计学抽样调查的方法核对数据。

第五十条 监查员的职责包括：

（一）监查员应当熟悉试验用药品的相关知识，熟悉试验方案、知情同意书及其他提供给受试者的书面资料的内容，熟悉临床试验标准操作规程和本规范等相关法规。

（二）监查员应当按照申办者的要求认真履行监查职责，确保临床试验按照试验方案正确地实施和记录。

（三）监查员是申办者和研究者之间的主要联系人。在临床试验前确认研究者具备足够的资质和资源来完成试验，临床试验机构具备完成试验的适当条件，包括人员配备与培训情况，实验室设备齐全、运转良好，具备各种与试验有关的检查条件。

（四）监查员应当核实临床试验过程中试验用药品在有效期内、保存条件可接受、供应充足；试验用药品是按照试验方案规定的剂量只提供给合适的受试者；受试者收到正确使用、处理、贮存和归还试验用药品的说明；临床试验机构接收、使用和返还试验用药品有适当的管控和记录；临床试验机构对未使用的试验用药品的处置符合相关法律法规和申办者的要求。

（五）监查员核实研究者在临床试验实施中对试验方案的执行情况；确认在试验前所有受试者或者其监护人均签署了知情同意书；确保研究者收到最新版的研究者手册、所有试验相关文件、试验必须用品，并按照相关法律法规的要求实施；保证研究人员对临床试验有充分的了解。

（六）监查员核实研究人员履行试验方案和合同中规定的职责，以及这些职责是否委派给未经授权的人员；确认入选的受试者合格并汇报入组率及临床试验的进展情况；确认数据的记录与报告正确完整，试验记录和文件实时更新、保存完好；核实研究者提供的所有医学报告、记录和文件都是可溯源的、清晰的、同步记录的、原始的、准确的和完整的、注明日期和试验编号的。

（七）监查员核对病例报告表录入的准确性和完整性，并与源文件比对。监查员应当注意核对试验方案规定的数据在病例报告表中有准确记录，并与源文件一致；确认受试者的剂量改变、治疗变更、不良事件、合并用药、并发症、失访、检查遗漏等在病例报告表中均有记录；确认研究者未能做到的随访、未实施的试验、未做的检查，以及是否对错误、遗漏做出纠正等在病例报告表中均有记录；核实入选受试者的退出与失访已在病例报告表中均有记录并说明。

（八）监查员对病例报告表的填写错误、遗漏或者字迹不清楚应当通知研究者；监查员应当确保所作的更正、添加或者删除是由研究者或者被授权人操作，并且有修改人签名、注明日期，必要时说明修改理由。

（九）监查员确认不良事件按照相关法律法规、试验方案、伦理委员会、申办者的要求，在规定的期限内进行了报告。

（十）监查员确认研究者是否按照本规范保存了必备文件。

（十一）监查员对偏离试验方案、标准操作规程、相关法律法规要求的情况，应当及时与研究者沟通，并采取适当措施防止再次发生。

第五十一条　监查员在每次监查后，应当及时书面报告申办者；报告应当包括监查日期、地点、监查员姓名、监查员接触的研究者和其他人员的姓名等；报告应当包括监查工作的摘要、发现临床试验中问题和事实陈述、与试验方案的偏离和缺陷，以及监查结论；报告应当说明对监查中发现的问题已采取的或者拟采用的纠正措施，为确保试验遵守试验方案实施的建议；报告应该提供足够的细节，以便审核是否符合监查计划。中心化监查报告可以与现场监查报告分别提交。申办者应当对监查报告中的问题审核和跟进，并形成文件保存。

第五十二条　临床试验的稽查应当符合以下要求：

（一）申办者为评估临床试验的实施和对法律法规的依从性，可以在常规监查之外开展稽查。

（二）申办者选定独立于临床试验的人员担任稽查员，不能是监查人员兼任。稽查员应当经过相应的培训和具有稽查经验，能够有效履行稽查职责。

（三）申办者应当制定临床试验和试验质量管理体系的稽查规程，确保临床试验中稽查规程的实施。该规程应当拟定稽查目的、稽查方法、稽查次数和稽查报告的格式内容。稽查员在稽查过程中观察和发现的问题均应当有书面记录。

（四）申办者制定稽查计划和规程，应当依据向药品监督管理部门提交的资料内容、临床试验中受试者的例数、临床试验的类型和复杂程度、影响受试者的风险水平和其他已知的相关问题。

（五）药品监督管理部门根据工作需要，可以要求申办者提供稽查报告。

（六）必要时申办者应当提供稽查证明。

第五十三条　申办者应当保证临床试验的依从性。

（一）发现研究者、临床试验机构、申办者的人员在临床试验中不遵守试验方案、标准操作规程、本规范、相关法律法规时，申办者应当立即采取措施予以纠正，保证临床试验的良好依从性。

（二）发现重要的依从性问题时，可能对受试者安全和权益，或者对临床试验数据可靠性产生重大影响的，申办者应当及时进行根本原因分析，采取适当的纠正和预防措施。若违反试验方案或者本规范的问题严重时，申办者可追究相关人员的责任，并报告药品监督管理部门。

（三）发现研究者、临床试验机构有严重的或者劝阻不改的不依从问题时，申办者应当终止该研究者、临床试验机构继续参加临床试验，并及时书面报告药品监督管理部门。同时，申办者和研究者应当采取相应的紧急安全性措施，以保护受试者的安全和权益。

第五十四条　申办者提前终止或者暂停临床试验，应当立即告知研究者和临床试验机构、药品监督管理部门，并说明理由。

第五十五条　临床试验完成或者提前终止，申办者应当按照相关法律法规要求向药品监督管理部门提交临床试验报告。临床试验总结报告应当全面、完整、准确反映临床试验结果，临床试验总结报告安全性、有效性数据应当与临床试验源数据一致。

第五十六条　申办者开展多中心试验应当符合以下要求：

（一）申办者应当确保参加临床试验的各中心均能遵守试验方案。

（二）申办者应当向各中心提供相同的试验方案。各中心按照方案遵守相同的临床和实验室数据的统一评价标准和病例报告表的填写指导说明。

（三）各中心应当使用相同的病例报告表，以记录在临床试验中获得的试验数据。申办者若需要研究者增加收集试验数据，在试验方案中应当表明此内容，申办者向研究者提供附加的病例报告表。

（四）在临床试验开始前，应当有书面文件明确参加临床试验的各中心研究者的职责。

（五）申办者应当确保各中心研究者之间的沟通。

第六章　试验方案

第五十七条　试验方案通常包括基本信息、研究背景资料、试验目的、试验设计、实施方式(方法、内容、步骤)等内容。

第五十八条 试验方案中基本信息一般包含:

(一)试验方案标题、编号、版本号和日期。

(二)申办者的名称和地址。

(三)申办者授权签署、修改试验方案的人员姓名、职务和单位。

(四)申办者的医学专家姓名、职务、所在单位地址和电话。

(五)研究者姓名、职称、职务,临床试验机构的地址和电话。

(六)参与临床试验的单位及相关部门名称、地址。

第五十九条 试验方案中研究背景资料通常包含:

(一)试验用药品名称与介绍。

(二)试验药物在非临床研究和临床研究中与临床试验相关、具有潜在临床意义的发现。

(三)对受试人群的已知和潜在的风险和获益。

(四)试验用药品的给药途径、给药剂量、给药方法及治疗时程的描述,并说明理由。

(五)强调临床试验需要按照试验方案、本规范及相关法律法规实施。

(六)临床试验的目标人群。

(七)临床试验相关的研究背景资料、参考文献和数据来源。

第六十条 试验方案中应当详细描述临床试验的目的。

第六十一条 临床试验的科学性和试验数据的可靠性,主要取决于试验设计,试验设计通常包括:

(一)明确临床试验的主要终点和次要终点。

(二)对照组选择的理由和试验设计的描述(如双盲、安慰剂对照、平行组设计),并对研究设计、流程和不同阶段以流程图形式表示。

(三)减少或者控制偏倚所采取的措施,包括随机化和盲法的方法和过程。采用单盲或者开放性试验需要说明理由和控制偏倚的措施。

(四)治疗方法、试验用药品的剂量、给药方案;试验用药品的剂型、包装、标签。

(五)受试者参与临床试验的预期时长和具体安排,包括随访等。

(六)受试者、部分临床试验及全部临床试验的"暂停试验标准"、"终止试验标准"。

（七）试验用药品管理流程。

（八）盲底保存和揭盲的程序。

（九）明确何种试验数据可作为源数据直接记录在病例报告表中。

第六十二条　试验方案中通常包括临床和实验室检查的项目内容。

第六十三条　受试者的选择和退出通常包括：

（一）受试者的入选标准。

（二）受试者的排除标准。

（三）受试者退出临床试验的标准和程序。

第六十四条　受试者的治疗通常包括：

（一）受试者在临床试验各组应用的所有试验用药品名称、给药剂量、给药方案、给药途径和治疗时间以及随访期限。

（二）临床试验前和临床试验中允许的合并用药（包括急救治疗用药）或者治疗，和禁止使用的药物或者治疗。

（三）评价受试者依从性的方法。

第六十五条　制定明确的访视和随访计划，包括临床试验期间、临床试验终点、不良事件评估及试验结束后的随访和医疗处理。

第六十六条　有效性评价通常包括：

（一）详细描述临床试验的有效性指标。

（二）详细描述有效性指标的评价、记录、分析方法和时间点。

第六十七条　安全性评价通常包括：

（一）详细描述临床试验的安全性指标。

（二）详细描述安全性指标的评价、记录、分析方法和时间点。

（三）不良事件和伴随疾病的记录和报告程序。

（四）不良事件的随访方式与期限。

第六十八条　统计通常包括：

（一）确定受试者样本量，并根据前期试验或者文献数据说明理由。

（二）显著性水平，如有调整说明考虑。

（三）说明主要评价指标的统计假设，包括原假设和备择假设，简要描述拟采用的具体统计方法和统计分析软件。若需要进行期中分析，应当说明理由、分析时点及操作规程。

（四）缺失数据、未用数据和不合逻辑数据的处理方法。

（五）明确偏离原定统计分析计划的修改程序。

（六）明确定义用于统计分析的受试者数据集，包括所有参加随机化的受试者、所有服用过试验用药品的受试者、所有符合入选的受试者和可用于临床试验结果评价的受试者。

第六十九条 试验方案中应当包括实施临床试验质量控制和质量保证。

第七十条 试验方案中通常包括该试验相关的伦理学问题的考虑。

第七十一条 试验方案中通常说明试验数据的采集与管理流程、数据管理与采集所使用的系统、数据管理各步骤及任务，以及数据管理的质量保障措施。

第七十二条 如果合同或者协议没有规定，试验方案中通常包括临床试验相关的直接查阅源文件、数据处理和记录保存、财务和保险。

第七章 研究者手册

第七十三条 申办者提供的《研究者手册》是关于试验药物的药学、非临床和临床资料的汇编，其内容包括试验药物的化学、药学、毒理学、药理学和临床的资料和数据。研究者手册目的是帮助研究者和参与试验的其他人员更好地理解和遵守试验方案，帮助研究者理解试验方案中诸多关键的基本要素，包括临床试验的给药剂量、给药次数、给药间隔时间、给药方式等，主要和次要疗效指标和安全性的观察和监测。

第七十四条 已上市药品实施临床试验，研究者已充分了解其药理学等相关知识时，可以简化研究者手册。可应用药品说明书等形式替代研究者手册的部分内容，只需要向研究者提供临床试验相关的、重要的、以及试验药物最近的、综合性的、详细的信息。

第七十五条 申办者应当制定研究者手册修订的书面程序。在临床试验期间至少一年审阅研究者手册一次。申办者根据临床试验的研发步骤和临床试验过程中获得的相关药物安全性和有效性的新信息，在研究者手册更新之前，应当先告知研究者，必要时与伦理委员会、药品监督管理部门沟通。申办者负责更新研究者手册并及时送达研究者，研究者负责将更新的手册递交伦理委员会。

第七十六条 研究者手册的扉页写明申办者的名称、试验药物的编号或者名称、版本号、发布日期、替换版本号、替换日期。

第七十七条 研究者手册应当包括：

（一）目录条目：保密性说明、签字页、目录、摘要、前言、试验药物的物理学、化学、药学特性和结构式、非临床研究（非临床药理学、动物体内药代动力学、毒理学）、人体内作用（人体内的药代动力学、安全性和有效性、上市使用情况）、数据概要和研究者指南、注意事项、参考资料（已发表文献、报告，在每一章节末列出）。

（二）摘要：重点说明试验药物研发过程中具重要意义的物理学、化学、药学、药理学、毒理学、药代动力学和临床等信息内容。

（三）前言：简要说明试验药物的化学名称或者已批准的通用名称、批准的商品名；试验药物的所有活性成分、药理学分类、及其在同类药品中的预期地位（如优势）；试验药物实施临床试验的立题依据；拟定的试验药物用于疾病的预防、诊断和治疗。前言中应当说明评价试验药物的常规方法。

（四）在研究者手册中应当清楚说明试验用药品的化学式、结构式，简要描述其理化和药学特性。说明试验药物的贮存方法和使用方法。试验药物的制剂信息可能影响临床试验时，应当说明辅料成分及配方理由，以便确保临床试验采取必要的安全性措施。

（五）若试验药物与其他已知药物的结构相似，应当予以说明。

（六）非临床研究介绍：简要描述试验药物非临床研究的药理学、毒理学、药代动力学研究发现的相关结果。说明这些非临床研究的方法学、研究结果，讨论这些发现对人体临床治疗意义的提示、对人体可能的不利作用和对人体非预期效应的相关性。

（七）研究者手册应当提供非临床研究中的信息：试验动物的种属、每组动物的数目和性别、给药剂量单位、给药剂量间隔、给药途径、给药持续时间、系统分布资料、暴露后随访期限。研究结果应当包括试验药物药理效应、毒性效应的特性和频度；药理效应、毒性效应的严重性或者强度；起效时间；药效的可逆性；药物作用持续时间和剂量反应。应当讨论非临床研究中最重要的发现，如量效反应、与人体可能的相关性及可能实施人体研究的多方面问题。若同一种属动物的有效剂量、非毒性剂量的结果可以进行比较研究，则该结果可用于治疗指数的讨论，并说明研究结果与拟定的人用剂量的相关性。比较研究尽可能基于血液或者器官组织水平。

（八）非临床的药理学研究介绍：应当包括试验药物的药理学方面的摘要，如可能，还应当包括试验药物在动物体内的重要代谢研究。摘要中应当包括评价试验药物潜在治疗活性(如有效性模型,受体结合和特异性)的研究,以及评价试验药物安全性的研究(如不同于评价治疗作用的评价药理学作用的专门研究)。

(九)动物的药代动力学介绍:应当包括试验药物在所研究种属动物中的药代动力学、生物转化以及分布的摘要。对发现的讨论应当说明试验药物的吸收、局部以及系统的生物利用度及其代谢,以及它们与动物种属药理学和毒理学发现的关系。

(十)毒理学介绍:在不同动物种属中相关研究所发现的毒理学作用摘要应当包括单剂量给药、重复给药、致癌性、特殊毒理研究(如刺激性和致敏性)、生殖毒性、遗传毒性(致突变性)等方面。

(十一)人体内作用:应当充分讨论试验药物在人体的已知作用,包括药代动力学、药效学、剂量反应、安全性、有效性和其他药理学领域的信息。应当尽可能提供已完成的所有试验药物临床试验的摘要。还应当提供临床试验以外的试验药物的使用情况,如上市期间的经验。

(十二)试验药物在人体的药代动力学信息摘要,包括药代动力学(吸收和代谢,血浆蛋白结合,分布和消除);试验药物的一个参考剂型的生物利用度(绝对、相对生物利用度);人群亚组(如性别、年龄和脏器功能受损);相互作用(如药物-药物相互作用和食物的作用);其他药代动力学数据(如在临床试验期间完成的群体研究结果)。

(十三)试验药物安全性和有效性:应当提供从前期人体试验中得到的关于试验药物(包括代谢物)的安全性、药效学、有效性和剂量反应信息的摘要并讨论。如果已经完成多项临床试验,应当将多个研究和亚组人群的安全性和有效性数据汇总。可考虑将所有临床试验的药物不良反应(包括所有被研究的适应症)以表格等形式清晰概述。应当讨论适应症或者亚组之间药物不良反应类型及发生率的重要差异。

(十四)上市使用情况:应当说明试验药物已经上市或者已获批准的主要国家和地区。从上市使用中得到的重要信息(如处方、剂量、给药途径和药物不良反应)应当予以概述。应当说明试验用药品没有获得批准上市或者退出上市的主要国家和地区。

(十五)数据概要和研究者指南:应当对非临床和临床数据进行全面分析讨论,就各种来源的有关试验药物不同方面的信息进行概述,帮助研究者预见到药物不良反应或者临床试验中的其他问题。

(十六)研究者手册应当让研究者清楚的理解临床试验可能的风险和不良反应,以及可能需要的特殊检查、观察项目和防范措施;这种理解是基于从研究者手册获得的关于试验药物的物理、化学、药学、药理、毒理和临床资料。根据前期人体应用的经验和试验药物的药理学,也应当向研究者提供可能的过量服药和药物不良反应的识别和处理措施的指导。

(十七)中药民族药研究者手册的内容参考以上要求制定。还应当注明组方理论依据、筛选信息、配伍、功能、主治、已有的人用药经验、药材基原和产地等;来源于古代经典名方的中药复方制剂,注明其出处;相关药材及处方等资料。

第八章　必备文件管理

第七十八条　临床试验必备文件是指评估临床试验实施和数据质量的文件,用于证明研究者、申办者和监查员在临床试验过程中遵守了本规范和相关药物临床试验的法律法规要求。

必备文件是申办者稽查、药品监督管理部门检查临床试验的重要内容,并作为确认临床试验实施的真实性和所收集数据完整性的依据。

第七十九条　申办者、研究者和临床试验机构应当确认均有保存临床试验必备文件的场所和条件。保存文件的设备条件应当具备防止光线直接照射、防水、防火等条件,有利于文件的长期保存。应当制定文件管理的标准操作规程。被保存的文件需要易于识别、查找、调阅和归位。用于保存临床试验资料的介质应当确保源数据或者其核证副本在留存期内保存完整和可读取,并定期测试或者检查恢复读取的能力,免于被故意或者无意地更改或者丢失。

临床试验实施中产生的一些文件,如果未列在临床试验必备文件管理目录中,申办者、研究者及临床试验机构也可以根据必要性和关联性将其列入各自的必备文件档案中保存。

第八十条　用于申请药品注册的临床试验,必备文件应当至少保存至试验药物被批准上市后5年;未用于申请药品注册的临床试验,必备文件应当至少保存至临床试验终止后5年。

第八十一条　申办者应当确保研究者始终可以查阅和在试验过程中可以

录入、更正报告给申办者的病例报告表中的数据,该数据不应该只由申办者控制。

申办者应当确保研究者能保留已递交给申办者的病例报告表数据。用作源文件的复印件应当满足核证副本的要求。

第八十二条 临床试验开始时,研究者及临床试验机构、申办者双方均应当建立必备文件的档案管理。临床试验结束时,监查员应当审核确认研究者及临床试验机构、申办者的必备文件,这些文件应当被妥善地保存在各自的临床试验档案卷宗内。

第九章 附 则

第八十三条 本规范自 2020 年 7 月 1 日起施行。

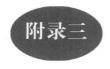

国家市场监督管理总局令

第 27 号

《药品注册管理办法》已于 2020 年 1 月 15 日经国家市场监督管理总局 2020 年第 1 次局务会议审议通过，现予公布，自 2020 年 7 月 1 日起施行。

局长　肖亚庆

2020 年 1 月 22 日

药品注册管理办法

（2020 年 1 月 22 日国家市场监督管理总局令第 27 号公布）

第一章　总　则

第一条　为规范药品注册行为，保证药品的安全、有效和质量可控，根据《中华人民共和国药品管理法》（以下简称《药品管理法》）、《中华人民共和国中医药法》、《中华人民共和国疫苗管理法》（以下简称《疫苗管理法》）、《中华人民共和国行政许可法》、《中华人民共和国药品管理法实施条例》等法律、行政法规，制定本办法。

第二条　在中华人民共和国境内以药品上市为目的，从事药品研制、注册及监督管理活动，适用本办法。

第三条　药品注册是指药品注册申请人（以下简称申请人）依照法定程序和相关要求提出药物临床试验、药品上市许可、再注册等申请以及补充申请，药品监督管理部门基于法律法规和现有科学认知进行安全性、有效性和质量可控性等审查,决定是否同意其申请的活动。

申请人取得药品注册证书后,为药品上市许可持有人(以下简称持有人)。

第四条 药品注册按照中药、化学药和生物制品等进行分类注册管理。

中药注册按照中药创新药、中药改良型新药、古代经典名方中药复方制剂、同名同方药等进行分类。

化学药注册按照化学药创新药、化学药改良型新药、仿制药等进行分类。

生物制品注册按照生物制品创新药、生物制品改良型新药、已上市生物制品(含生物类似药)等进行分类。

中药、化学药和生物制品等药品的细化分类和相应的申报资料要求,由国家药品监督管理局根据注册药品的产品特性、创新程度和审评管理需要组织制定,并向社会公布。

境外生产药品的注册申请,按照药品的细化分类和相应的申报资料要求执行。

第五条 国家药品监督管理局主管全国药品注册管理工作,负责建立药品注册管理工作体系和制度,制定药品注册管理规范,依法组织药品注册审评审批以及相关的监督管理工作。国家药品监督管理局药品审评中心(以下简称药品审评中心)负责药物临床试验申请、药品上市许可申请、补充申请和境外生产药品再注册申请等的审评。中国食品药品检定研究院(以下简称中检院)、国家药典委员会(以下简称药典委)、国家药品监督管理局食品药品审核查验中心(以下简称药品核查中心)、国家药品监督管理局药品评价中心(以下简称药品评价中心)、国家药品监督管理局行政事项受理服务和投诉举报中心、国家药品监督管理局信息中心(以下简称信息中心)等药品专业技术机构,承担依法实施药品注册管理所需的药品注册检验、通用名称核准、核查、监测与评价、制证送达以及相应的信息化建设与管理等相关工作。

第六条 省、自治区、直辖市药品监督管理部门负责本行政区域内以下药品注册相关管理工作:

(一)境内生产药品再注册申请的受理、审查和审批;

(二)药品上市后变更的备案、报告事项管理;

(三)组织对药物非临床安全性评价研究机构、药物临床试验机构的日常监管及违法行为的查处;

（四）参与国家药品监督管理局组织的药品注册核查、检验等工作；

（五）国家药品监督管理局委托实施的药品注册相关事项。

省、自治区、直辖市药品监督管理部门设置或者指定的药品专业技术机构，承担依法实施药品监督管理所需的审评、检验、核查、监测与评价等工作。

第七条 药品注册管理遵循公开、公平、公正原则，以临床价值为导向，鼓励研究和创制新药，积极推动仿制药发展。

国家药品监督管理局持续推进审评审批制度改革，优化审评审批程序，提高审评审批效率，建立以审评为主导，检验、核查、监测与评价等为支撑的药品注册管理体系。

第二章 基本制度和要求

第八条 从事药物研制和药品注册活动，应当遵守有关法律、法规、规章、标准和规范；参照相关技术指导原则，采用其他评价方法和技术的，应当证明其科学性、适用性；应当保证全过程信息真实、准确、完整和可追溯。

药品应当符合国家药品标准和经国家药品监督管理局核准的药品质量标准。经国家药品监督管理局核准的药品质量标准，为药品注册标准。药品注册标准应当符合《中华人民共和国药典》通用技术要求，不得低于《中华人民共和国药典》的规定。申报注册品种的检测项目或者指标不适用《中华人民共和国药典》的，申请人应当提供充分的支持性数据。

药品审评中心等专业技术机构，应当根据科学进展、行业发展实际和药品监督管理工作需要制定技术指导原则和程序，并向社会公布。

第九条 申请人应当为能够承担相应法律责任的企业或者药品研制机构等。境外申请人应当指定中国境内的企业法人办理相关药品注册事项。

第十条 申请人在申请药品上市注册前，应当完成药学、药理毒理学和药物临床试验等相关研究工作。药物非临床安全性评价研究应当在经过药物非临床研究质量管理规范认证的机构开展，并遵守药物非临床研究质量管理规范。药物临床试验应当经批准，其中生物等效性试验应当备案；药物临床试验应当在符合相关规定的药物临床试验机构开展，并遵守药物临床试验质量管理规范。

申请药品注册，应当提供真实、充分、可靠的数据、资料和样品，证明药品的安全性、有效性和质量可控性。

使用境外研究资料和数据支持药品注册的,其来源、研究机构或者实验室条件、质量体系要求及其他管理条件等应当符合国际人用药品注册技术要求协调会通行原则,并符合我国药品注册管理的相关要求。

第十一条 变更原药品注册批准证明文件及其附件所载明的事项或者内容的,申请人应当按照规定,参照相关技术指导原则,对药品变更进行充分研究和验证,充分评估变更可能对药品安全性、有效性和质量可控性的影响,按照变更程序提出补充申请、备案或者报告。

第十二条 药品注册证书有效期为五年,药品注册证书有效期内持有人应当持续保证上市药品的安全性、有效性和质量可控性,并在有效期届满前六个月申请药品再注册。

第十三条 国家药品监督管理局建立药品加快上市注册制度,支持以临床价值为导向的药物创新。对符合条件的药品注册申请,申请人可以申请适用突破性治疗药物、附条件批准、优先审评审批及特别审批程序。在药品研制和注册过程中,药品监督管理部门及其专业技术机构给予必要的技术指导、沟通交流、优先配置资源、缩短审评时限等政策和技术支持。

第十四条 国家药品监督管理局建立化学原料药、辅料及直接接触药品的包装材料和容器关联审评审批制度。在审批药品制剂时,对化学原料药一并审评审批,对相关辅料、直接接触药品的包装材料和容器一并审评。药品审评中心建立化学原料药、辅料及直接接触药品的包装材料和容器信息登记平台,对相关登记信息进行公示,供相关申请人或者持有人选择,并在相关药品制剂注册申请审评时关联审评。

第十五条 处方药和非处方药实行分类注册和转换管理。药品审评中心根据非处方药的特点,制定非处方药上市注册相关技术指导原则和程序,并向社会公布。药品评价中心制定处方药和非处方药上市后转换相关技术要求和程序,并向社会公布。

第十六条 申请人在药物临床试验申请前、药物临床试验过程中以及药品上市许可申请前等关键阶段,可以就重大问题与药品审评中心等专业技术机构进行沟通交流。药品注册过程中,药品审评中心等专业技术机构可以根据工作需要组织与申请人进行沟通交流。

沟通交流的程序、要求和时限,由药品审评中心等专业技术机构依照职能分别制定,并向社会公布。

第十七条　药品审评中心等专业技术机构根据工作需要建立专家咨询制度,成立专家咨询委员会,在审评、核查、检验、通用名称核准等过程中就重大问题听取专家意见,充分发挥专家的技术支撑作用。

第十八条　国家药品监督管理局建立收载新批准上市以及通过仿制药质量和疗效一致性评价的化学药品目录集,载明药品名称、活性成分、剂型、规格、是否为参比制剂、持有人等相关信息,及时更新并向社会公开。化学药品目录集收载程序和要求,由药品审评中心制定,并向社会公布。

第十九条　国家药品监督管理局支持中药传承和创新,建立和完善符合中药特点的注册管理制度和技术评价体系,鼓励运用现代科学技术和传统研究方法研制中药,加强中药质量控制,提高中药临床试验水平。

中药注册申请,申请人应当进行临床价值和资源评估,突出以临床价值为导向,促进资源可持续利用。

第三章　药品上市注册

第一节　药物临床试验

第二十条　本办法所称药物临床试验是指以药品上市注册为目的,为确定药物安全性与有效性在人体开展的药物研究。

第二十一条　药物临床试验分为Ⅰ期临床试验、Ⅱ期临床试验、Ⅲ期临床试验、Ⅳ期临床试验以及生物等效性试验。根据药物特点和研究目的,研究内容包括临床药理学研究、探索性临床试验、确证性临床试验和上市后研究。

第二十二条　药物临床试验应当在具备相应条件并按规定备案的药物临床试验机构开展。其中,疫苗临床试验应当由符合国家药品监督管理局和国家卫生健康委员会规定条件的三级医疗机构或者省级以上疾病预防控制机构实施或者组织实施。

第二十三条　申请人完成支持药物临床试验的药学、药理毒理学等研究后,提出药物临床试验申请的,应当按照申报资料要求提交相关研究资料。经形式审查,申报资料符合要求的,予以受理。药品审评中心应当组织药学、医学和其他技术人员对已受理的药物临床试验申请进行审评。对药物临床试验申请应当自受理之日起六十日内决定是否同意开展,并通过药品审评中心网站通知申请人审批结果;逾期未通知的,视为同意,申请人可以按照提交的方案开展药物临床试验。

申请人获准开展药物临床试验的为药物临床试验申办者(以下简称申办者)。

第二十四条 申请人拟开展生物等效性试验的,应当按照要求在药品审评中心网站完成生物等效性试验备案后,按照备案的方案开展相关研究工作。

第二十五条 开展药物临床试验,应当经伦理委员会审查同意。

药物临床试验用药品的管理应当符合药物临床试验质量管理规范的有关要求。

第二十六条 获准开展药物临床试验的,申办者在开展后续分期药物临床试验前,应当制定相应的药物临床试验方案,经伦理委员会审查同意后开展,并在药品审评中心网站提交相应的药物临床试验方案和支持性资料。

第二十七条 获准开展药物临床试验的药物拟增加适应症(或者功能主治)以及增加与其他药物联合用药的,申请人应当提出新的药物临床试验申请,经批准后方可开展新的药物临床试验。

获准上市的药品增加适应症(或者功能主治)需要开展药物临床试验的,应当提出新的药物临床试验申请。

第二十八条 申办者应当定期在药品审评中心网站提交研发期间安全性更新报告。研发期间安全性更新报告应当每年提交一次,于药物临床试验获准后每满一年后的两个月内提交。药品审评中心可以根据审查情况,要求申办者调整报告周期。

对于药物临床试验期间出现的可疑且非预期严重不良反应和其他潜在的严重安全性风险信息,申办者应当按照相关要求及时向药品审评中心报告。根据安全性风险严重程度,可以要求申办者采取调整药物临床试验方案、知情同意书、研究者手册等加强风险控制的措施,必要时可以要求申办者暂停或者终止药物临床试验。

研发期间安全性更新报告的具体要求由药品审评中心制定公布。

第二十九条 药物临床试验期间,发生药物临床试验方案变更、非临床或者药学的变化或者有新发现的,申办者应当按照规定,参照相关技术指导原则,充分评估对受试者安全的影响。

申办者评估认为不影响受试者安全的,可以直接实施并在研发期间安全性更新报告中报告。可能增加受试者安全性风险的,应当提出补充申请。对补充申请应当自受理之日起六十日内决定是否同意,并通过药品审评中心网站通知申请人审批结果;逾期未通知的,视为同意。

申办者发生变更的,由变更后的申办者承担药物临床试验的相关责任和义务。

第三十条 药物临床试验期间,发现存在安全性问题或者其他风险的,申办者应当及时调整临床试验方案、暂停或者终止临床试验,并向药品审评中心报告。

有下列情形之一的,可以要求申办者调整药物临床试验方案、暂停或者终止药物临床试验:

(一)伦理委员会未履行职责的;

(二)不能有效保证受试者安全的;

(三)申办者未按照要求提交研发期间安全性更新报告的;

(四)申办者未及时处置并报告可疑且非预期严重不良反应的;

(五)有证据证明研究药物无效的;

(六)临床试验用药品出现质量问题的;

(七)药物临床试验过程中弄虚作假的;

(八)其他违反药物临床试验质量管理规范的情形。

药物临床试验中出现大范围、非预期的严重不良反应,或者有证据证明临床试验用药品存在严重质量问题时,申办者和药物临床试验机构应当立即停止药物临床试验。药品监督管理部门依职责可以责令调整临床试验方案、暂停或者终止药物临床试验。

第三十一条 药物临床试验被责令暂停后,申办者拟继续开展药物临床试验的,应当在完成整改后提出恢复药物临床试验的补充申请,经审查同意后方可继续开展药物临床试验。药物临床试验暂停时间满三年且未申请并获准恢复药物临床试验的,该药物临床试验许可自行失效。

药物临床试验终止后,拟继续开展药物临床试验的,应当重新提出药物临床试验申请。

第三十二条 药物临床试验应当在批准后三年内实施。药物临床试验申请自获准之日起,三年内未有受试者签署知情同意书的,该药物临床试验许可自行失效。仍需实施药物临床试验的,应当重新申请。

第三十三条 申办者应当在开展药物临床试验前在药物临床试验登记与

信息公示平台登记药物临床试验方案等信息。药物临床试验期间，申办者应当持续更新登记信息，并在药物临床试验结束后登记药物临床试验结果等信息。登记信息在平台进行公示，申办者对药物临床试验登记信息的真实性负责。

药物临床试验登记和信息公示的具体要求，由药品审评中心制定公布。

第二节　药品上市许可

第三十四条　申请人在完成支持药品上市注册的药学、药理毒理学和药物临床试验等研究，确定质量标准，完成商业规模生产工艺验证，并做好接受药品注册核查检验的准备后，提出药品上市许可申请，按照申报资料要求提交相关研究资料。经对申报资料进行形式审查，符合要求的，予以受理。

第三十五条　仿制药、按照药品管理的体外诊断试剂以及其他符合条件的情形，经申请人评估，认为无需或者不能开展药物临床试验，符合豁免药物临床试验条件的，申请人可以直接提出药品上市许可申请。豁免药物临床试验的技术指导原则和有关具体要求，由药品审评中心制定公布。

仿制药应当与参比制剂质量和疗效一致。申请人应当参照相关技术指导原则选择合理的参比制剂。

第三十六条　符合以下情形之一的，可以直接提出非处方药上市许可申请：

（一）境内已有相同活性成分、适应症（或者功能主治）、剂型、规格的非处方药上市的药品；

（二）经国家药品监督管理局确定的非处方药改变剂型或者规格，但不改变适应症（或者功能主治）、给药剂量以及给药途径的药品；

（三）使用国家药品监督管理局确定的非处方药的活性成份组成的新的复方制剂；

（四）其他直接申报非处方药上市许可的情形。

第三十七条　申报药品拟使用的药品通用名称，未列入国家药品标准或者药品注册标准的，申请人应当在提出药品上市许可申请时同时提出通用名称核准申请。药品上市许可申请受理后，通用名称核准相关资料转药典委，药典委核准后反馈药品审评中心。

申报药品拟使用的药品通用名称，已列入国家药品标准或者药品注册标准，药品审评中心在审评过程中认为需要核准药品通用名称的，应当通知药典委核准通用名称并提供相关资料,药典委核准后反馈药品审评中心。

药典委在核准药品通用名称时,应当与申请人做好沟通交流,并将核准结果告知申请人。

第三十八条 药品审评中心应当组织药学、医学和其他技术人员,按要求对已受理的药品上市许可申请进行审评。

审评过程中基于风险启动药品注册核查、检验,相关技术机构应当在规定时限内完成核查、检验工作。

药品审评中心根据药品注册申报资料、核查结果、检验结果等,对药品的安全性、有效性和质量可控性等进行综合审评,非处方药还应当转药品评价中心进行非处方药适宜性审查。

第三十九条 综合审评结论通过的,批准药品上市,发给药品注册证书。综合审评结论不通过的,作出不予批准决定。药品注册证书载明药品批准文号、持有人、生产企业等信息。非处方药的药品注册证书还应当注明非处方药类别。

经核准的药品生产工艺、质量标准、说明书和标签作为药品注册证书的附件一并发给申请人,必要时还应当附药品上市后研究要求。上述信息纳入药品品种档案,并根据上市后变更情况及时更新。

药品批准上市后,持有人应当按照国家药品监督管理局核准的生产工艺和质量标准生产药品,并按照药品生产质量管理规范要求进行细化和实施。

第四十条 药品上市许可申请审评期间,发生可能影响药品安全性、有效性和质量可控性的重大变更的,申请人应当撤回原注册申请,补充研究后重新申报。

申请人名称变更、注册地址名称变更等不涉及技术审评内容的,应当及时书面告知药品审评中心并提交相关证明性资料。

第三节 关联审评审批

第四十一条 药品审评中心在审评药品制剂注册申请时,对药品制剂选用的化学原料药、辅料及直接接触药品的包装材料和容器进行关联审评。

化学原料药、辅料及直接接触药品的包装材料和容器生产企业应当按照关联审评审批制度要求,在化学原料药、辅料及直接接触药品的包装材料和容器登记平台登记产品信息和研究资料。药品审评中心向社会公示登记号、产品名称、企业名称、生产地址等基本信息,供药品制剂注册申请人选择。

第四十二条 药品制剂申请人提出药品注册申请,可以直接选用已登记的化学原料药、辅料及直接接触药品的包装材料和容器;选用未登记的化学原料药、辅料及直接接触药品的包装材料和容器的,相关研究资料应当随药品制剂注册申请一并申报。

第四十三条 药品审评中心在审评药品制剂注册申请时,对药品制剂选用的化学原料药、辅料及直接接触药品的包装材料和容器进行关联审评,需补充资料的,按照补充资料程序要求药品制剂申请人或者化学原料药、辅料及直接接触药品的包装材料和容器登记企业补充资料,可以基于风险提出对化学原料药、辅料及直接接触药品的包装材料和容器企业进行延伸检查。

仿制境内已上市药品所用的化学原料药的,可以申请单独审评审批。

第四十四条 化学原料药、辅料及直接接触药品的包装材料和容器关联审评通过的或者单独审评审批通过的,药品审评中心在化学原料药、辅料及直接接触药品的包装材料和容器登记平台更新登记状态标识,向社会公示相关信息。其中,化学原料药同时发给化学原料药批准通知书及核准后的生产工艺、质量标准和标签,化学原料药批准通知书中载明登记号;不予批准的,发给化学原料药不予批准通知书。

未通过关联审评审批的,化学原料药、辅料及直接接触药品的包装材料和容器产品的登记状态维持不变,相关药品制剂申请不予批准。

第四节 药品注册核查

第四十五条 药品注册核查,是指为核实申报资料的真实性、一致性以及药品上市商业化生产条件,检查药品研制的合规性、数据可靠性等,对研制现场和生产现场开展的核查活动,以及必要时对药品注册申请所涉及的化学原料药、辅料及直接接触药品的包装材料和容器生产企业、供应商或者其他受托机构开展的延伸检查活动。

药品注册核查启动的原则、程序、时限和要求,由药品审评中心制定公布;药品注册核查实施的原则、程序、时限和要求,由药品核查中心制定公布。

第四十六条 药品审评中心根据药物创新程度、药物研究机构既往接受核查情况等,基于风险决定是否开展药品注册研制现场核查。

药品审评中心决定启动药品注册研制现场核查的,通知药品核查中心在审评期间组织实施核查,同时告知申请人。药品核查中心应当在规定时限内完成现场核查,并将核查情况、核查结论等相关材料反馈药品审评中心进行综合审评。

第四十七条 药品审评中心根据申报注册的品种、工艺、设施、既往接受核查情况等因素,基于风险决定是否启动药品注册生产现场核查。

对于创新药、改良型新药以及生物制品等,应当进行药品注册生产现场核查和上市前药品生产质量管理规范检查。

对于仿制药等,根据是否已获得相应生产范围药品生产许可证且已有同剂型品种上市等情况,基于风险进行药品注册生产现场核查、上市前药品生产质量管理规范检查。

第四十八条 药品注册申请受理后,药品审评中心应当在受理后四十日内进行初步审查,需要药品注册生产现场核查的,通知药品核查中心组织核查,提供核查所需的相关材料,同时告知申请人以及申请人或者生产企业所在地省、自治区、直辖市药品监督管理部门。药品核查中心原则上应当在审评时限届满四十日前完成核查工作,并将核查情况、核查结果等相关材料反馈至药品审评中心。

需要上市前药品生产质量管理规范检查的,由药品核查中心协调相关省、自治区、直辖市药品监督管理部门与药品注册生产现场核查同步实施。上市前药品生产质量管理规范检查的管理要求,按照药品生产监督管理办法的有关规定执行。

申请人应当在规定时限内接受核查。

第四十九条 药品审评中心在审评过程中,发现申报资料真实性存疑或者有明确线索举报等,需要现场检查核实的,应当启动有因检查,必要时进行抽样检验。

第五十条 申请药品上市许可时,申请人和生产企业应当已取得相应的药品生产许可证。

第五节 药品注册检验

第五十一条 药品注册检验,包括标准复核和样品检验。标准复核,是指对申请人申报药品标准中设定项目的科学性、检验方法的可行性、质控指标的合理性等进行的实验室评估。样品检验,是指按照申请人申报或者药品审评中心核定的药品质量标准对样品进行的实验室检验。

药品注册检验启动的原则、程序、时限等要求,由药品审评中心组织制定公布。药品注册申请受理前提出药品注册检验的具体工作程序和要求以及药品注册检验技术要求和规范,由中检院制定公布。

第五十二条 与国家药品标准收载的同品种药品使用的检验项目和检验方法一致的,可以不进行标准复核,只进行样品检验。其他情形应当进行标准复核和样品检验。

第五十三条 中检院或者经国家药品监督管理局指定的药品检验机构承担以下药品注册检验:

(一)创新药;

(二)改良型新药(中药除外);

(三)生物制品、放射性药品和按照药品管理的体外诊断试剂;

(四)国家药品监督管理局规定的其他药品。

境外生产药品的药品注册检验由中检院组织口岸药品检验机构实施。

其他药品的注册检验,由申请人或者生产企业所在地省级药品检验机构承担。

第五十四条 申请人完成支持药品上市的药学相关研究,确定质量标准,并完成商业规模生产工艺验证后,可以在药品注册申请受理前向中检院或者省、自治区、直辖市药品监督管理部门提出药品注册检验;申请人未在药品注册申请受理前提出药品注册检验的,在药品注册申请受理后四十日内由药品审评中心启动药品注册检验。原则上申请人在药品注册申请受理前只能提出一次药品注册检验,不得同时向多个药品检验机构提出药品注册检验。

申请人提交的药品注册检验资料应当与药品注册申报资料的相应内容一致,不得在药品注册检验过程中变更药品检验机构、样品和资料等。

第五十五条 境内生产药品的注册申请,申请人在药品注册申请受理前提出药品注册检验的,向相关省、自治区、直辖市药品监督管理部门申请抽样,省、自治区、直辖市药品监督管理部门组织进行抽样并封签,由申请人将抽样单、样品、检验所需资料及标准物质等送至相应药品检验机构。

境外生产药品的注册申请,申请人在药品注册申请受理前提出药品注册检验的,申请人应当按规定要求抽取样品,并将样品、检验所需资料及标准物质等送至中检院。

第五十六条 境内生产药品的注册申请,药品注册申请受理后需要药品注册检验的,药品审评中心应当在受理后四十日内向药品检验机构和申请人发出药品注册检验通知。申请人向相关省、自治区、直辖市药品监督管理部门申请抽样,省、自治区、直辖市药品监督管理部门组织进行抽样并封签,申请人应当在规定时限内将抽样单、样品、检验所需资料及标准物质等送至相应药品检验机构。

境外生产药品的注册申请,药品注册申请受理后需要药品注册检验的,申请人应当按规定要求抽取样品,并将样品、检验所需资料及标准物质等送至中检院。

第五十七条 药品检验机构应当在五日内对申请人提交的检验用样品及资料等进行审核,作出是否接收的决定,同时告知药品审评中心。需要补正的,应当一次性告知申请人。

药品检验机构原则上应当在审评时限届满四十日前,将标准复核意见和检验报告反馈至药品审评中心。

第五十八条 在药品审评、核查过程中,发现申报资料真实性存疑或者有明确线索举报,或者认为有必要进行样品检验的,可抽取样品进行样品检验。

审评过程中,药品审评中心可以基于风险提出质量标准单项复核。

第四章 药品加快上市注册程序

第一节 突破性治疗药物程序

第五十九条 药物临床试验期间,用于防治严重危及生命或者严重影响生存质量的疾病,且尚无有效防治手段或者与现有治疗手段相比有足够证据表明具有明显临床优势的创新药或者改良型新药等,申请人可以申请适用突破性治疗药物程序。

第六十条 申请适用突破性治疗药物程序的,申请人应当向药品审评中心提出申请。符合条件的,药品审评中心按照程序公示后纳入突破性治疗药物程序。

第六十一条 对纳入突破性治疗药物程序的药物临床试验,给予以下政策支持:

(一)申请人可以在药物临床试验的关键阶段向药品审评中心提出沟通交流申请,药品审评中心安排审评人员进行沟通交流;

(二)申请人可以将阶段性研究资料提交药品审评中心,药品审评中心基于已有研究资料,对下一步研究方案提出意见或者建议,并反馈给申请人。

第六十二条　对纳入突破性治疗药物程序的药物临床试验,申请人发现不再符合纳入条件时,应当及时向药品审评中心提出终止突破性治疗药物程序。药品审评中心发现不再符合纳入条件的,应当及时终止该品种的突破性治疗药物程序,并告知申请人。

第二节　附条件批准程序

第六十三条　药物临床试验期间,符合以下情形的药品,可以申请附条件批准:

(一)治疗严重危及生命且尚无有效治疗手段的疾病的药品,药物临床试验已有数据证实疗效并能预测其临床价值的;

(二)公共卫生方面急需的药品,药物临床试验已有数据显示疗效并能预测其临床价值的;

(三)应对重大突发公共卫生事件急需的疫苗或者国家卫生健康委员会认定急需的其他疫苗,经评估获益大于风险的。

第六十四条　申请附条件批准的,申请人应当就附条件批准上市的条件和上市后继续完成的研究工作等与药品审评中心沟通交流,经沟通交流确认后提出药品上市许可申请。

经审评,符合附条件批准要求的,在药品注册证书中载明附条件批准药品注册证书的有效期、上市后需要继续完成的研究工作及完成时限等相关事项。

第六十五条　审评过程中,发现纳入附条件批准程序的药品注册申请不能满足附条件批准条件的,药品审评中心应当终止该品种附条件批准程序,并告知申请人按照正常程序研究申报。

第六十六条　对附条件批准的药品,持有人应当在药品上市后采取相应的风险管理措施,并在规定期限内按照要求完成药物临床试验等相关研究,以补充申请方式申报。

对批准疫苗注册申请时提出进一步研究要求的,疫苗持有人应当在规定期限内完成研究。

第六十七条　对附条件批准的药品,持有人逾期未按照要求完成研究或者不能证明其获益大于风险的,国家药品监督管理局应当依法处理,直至注销药品注册证书。

第三节 优先审评审批程序

第六十八条 药品上市许可申请时,以下具有明显临床价值的药品,可以申请适用优先审评审批程序:

(一)临床急需的短缺药品、防治重大传染病和罕见病等疾病的创新药和改良型新药;

(二)符合儿童生理特征的儿童用药品新品种、剂型和规格;

(三)疾病预防、控制急需的疫苗和创新疫苗;

(四)纳入突破性治疗药物程序的药品;

(五)符合附条件批准的药品;

(六)国家药品监督管理局规定其他优先审评审批的情形。

第六十九条 申请人在提出药品上市许可申请前,应当与药品审评中心沟通交流,经沟通交流确认后,在提出药品上市许可申请的同时,向药品审评中心提出优先审评审批申请。符合条件的,药品审评中心按照程序公示后纳入优先审评审批程序。

第七十条 对纳入优先审评审批程序的药品上市许可申请,给予以下政策支持:

(一)药品上市许可申请的审评时限为一百三十日;

(二)临床急需的境外已上市境内未上市的罕见病药品,审评时限为七十日;

(三)需要核查、检验和核准药品通用名称的,予以优先安排;

(四)经沟通交流确认后,可以补充提交技术资料。

第七十一条 审评过程中,发现纳入优先审评审批程序的药品注册申请不能满足优先审评审批条件的,药品审评中心应当终止该品种优先审评审批程序,按照正常审评程序审评,并告知申请人。

第四节 特别审批程序

第七十二条 在发生突发公共卫生事件的威胁时以及突发公共卫生事件发生后,国家药品监督管理局可以依法决定对突发公共卫生事件应急所需防治药品实行特别审批。

第七十三条 对实施特别审批的药品注册申请,国家药品监督管理局按照统一指挥、早期介入、快速高效、科学审批的原则,组织加快并同步开展药品注册受理、审评、核查、检验工作。特别审批的情形、程序、时限、要求等按照药品特别审批程序规定执行。

第七十四条 对纳入特别审批程序的药品,可以根据疾病防控的特定需要,限定其在一定期限和范围内使用。

第七十五条 对纳入特别审批程序的药品,发现其不再符合纳入条件的,应当终止该药品的特别审批程序,并告知申请人。

第五章 药品上市后变更和再注册

第一节 药品上市后研究和变更

第七十六条 持有人应当主动开展药品上市后研究,对药品的安全性、有效性和质量可控性进行进一步确证,加强对已上市药品的持续管理。

药品注册证书及附件要求持有人在药品上市后开展相关研究工作的,持有人应当在规定时限内完成并按照要求提出补充申请、备案或者报告。

药品批准上市后,持有人应当持续开展药品安全性和有效性研究,根据有关数据及时备案或者提出修订说明书的补充申请,不断更新完善说明书和标签。药品监督管理部门依职责可以根据药品不良反应监测和药品上市后评价结果等,要求持有人对说明书和标签进行修订。

第七十七条 药品上市后的变更,按照其对药品安全性、有效性和质量可控性的风险和产生影响的程度,实行分类管理,分为审批类变更、备案类变更和报告类变更。

持有人应当按照相关规定,参照相关技术指导原则,全面评估、验证变更事项对药品安全性、有效性和质量可控性的影响,进行相应的研究工作。

药品上市后变更研究的技术指导原则,由药品审评中心制定,并向社会公布。

第七十八条 以下变更,持有人应当以补充申请方式申报,经批准后实施:

(一)药品生产过程中的重大变更;

(二)药品说明书中涉及有效性内容以及增加安全性风险的其他内容的变更;

(三)持有人转让药品上市许可;

（四）国家药品监督管理局规定需要审批的其他变更。

第七十九条 以下变更,持有人应当在变更实施前,报所在地省、自治区、直辖市药品监督管理部门备案:

（一）药品生产过程中的中等变更;

（二）药品包装标签内容的变更;

（三）药品分包装;

（四）国家药品监督管理局规定需要备案的其他变更。

境外生产药品发生上述变更的,应当在变更实施前报药品审评中心备案。

药品分包装备案的程序和要求,由药品审评中心制定发布。

第八十条 以下变更,持有人应当在年度报告中报告:

（一）药品生产过程中的微小变更;

（二）国家药品监督管理局规定需要报告的其他变更。

第八十一条 药品上市后提出的补充申请,需要核查、检验的,参照本办法有关药品注册核查、检验程序进行。

第二节 药品再注册

第八十二条 持有人应当在药品注册证书有效期届满前六个月申请再注册。境内生产药品再注册申请由持有人向其所在地省、自治区、直辖市药品监督管理部门提出,境外生产药品再注册申请由持有人向药品审评中心提出。

第八十三条 药品再注册申请受理后,省、自治区、直辖市药品监督管理部门或者药品审评中心对持有人开展药品上市后评价和不良反应监测情况,按照药品批准证明文件和药品监督管理部门要求开展相关工作情况,以及药品批准证明文件载明信息变化情况等进行审查,符合规定的,予以再注册,发给药品再注册批准通知书。不符合规定的,不予再注册,并报请国家药品监督管理局注销药品注册证书。

第八十四条 有下列情形之一的,不予再注册:

（一）有效期届满未提出再注册申请的;

（二）药品注册证书有效期内持有人不能履行持续考察药品质量、疗效和不良反应责任的;

（三）未在规定时限内完成药品批准证明文件和药品监督管理部门要求的研究工作且无合理理由的;

（四）经上市后评价，属于疗效不确切、不良反应大或者因其他原因危害人体健康的；

（五）法律、行政法规规定的其他不予再注册情形。

对不予再注册的药品，药品注册证书有效期届满时予以注销。

第六章　受理、撤回申请、审批决定和争议解决

第八十五条　药品监督管理部门收到药品注册申请后进行形式审查，并根据下列情况分别作出是否受理的决定：

（一）申请事项依法不需要取得行政许可的，应当即时作出不予受理的决定，并说明理由。

（二）申请事项依法不属于本部门职权范围的，应当即时作出不予受理的决定，并告知申请人向有关行政机关申请。

（三）申报资料存在可以当场更正的错误的，应当允许申请人当场更正；更正后申请材料齐全、符合法定形式的，应当予以受理。

（四）申报资料不齐全或者不符合法定形式的，应当当场或者在五日内一次告知申请人需要补正的全部内容。按照规定需要在告知时一并退回申请材料的，应当予以退回。申请人应当在三十日内完成补正资料。申请人无正当理由逾期不予补正的，视为放弃申请，无需作出不予受理的决定。逾期未告知申请人补正的，自收到申请材料之日起即为受理。

（五）申请事项属于本部门职权范围，申报资料齐全、符合法定形式，或者申请人按照要求提交全部补正资料的，应当受理药品注册申请。

药品注册申请受理后，需要申请人缴纳费用的，申请人应当按规定缴纳费用。申请人未在规定期限内缴纳费用的，终止药品注册审评审批。

第八十六条　药品注册申请受理后，有药品安全性新发现的，申请人应当及时报告并补充相关资料。

第八十七条　药品注册申请受理后，需要申请人在原申报资料基础上补充新的技术资料的，药品审评中心原则上提出一次补充资料要求，列明全部问题后，以书面方式通知申请人在八十日内补充提交资料。申请人应当一次性按要求提交全部补充资料，补充资料时间不计入药品审评时限。药品审评中心收到申请人全部补充资料后启动审评，审评时限延长三分之一；适用优先审评审批程序的，审评时限延长四分之一。

不需要申请人补充新的技术资料,仅需要申请人对原申报资料进行解释说明的,药品审评中心通知申请人在五日内按照要求提交相关解释说明。

药品审评中心认为存在实质性缺陷无法补正的,不再要求申请人补充资料。基于已有申报资料做出不予批准的决定。

第八十八条 药物临床试验申请、药物临床试验期间的补充申请,在审评期间,不得补充新的技术资料;如需要开展新的研究,申请人可以在撤回后重新提出申请。

第八十九条 药品注册申请受理后,申请人可以提出撤回申请。同意撤回申请的,药品审评中心或者省、自治区、直辖市药品监督管理部门终止其注册程序,并告知药品注册核查、检验等技术机构。审评、核查和检验过程中发现涉嫌存在隐瞒真实情况或者提供虚假信息等违法行为的,依法处理,申请人不得撤回药品注册申请。

第九十条 药品注册期间,对于审评结论为不通过的,药品审评中心应当告知申请人不通过的理由,申请人可以在十五日内向药品审评中心提出异议。药品审评中心结合申请人的异议意见进行综合评估并反馈申请人。

申请人对综合评估结果仍有异议的,药品审评中心应当按照规定,在五十日内组织专家咨询委员会论证,并综合专家论证结果形成最终的审评结论。

申请人异议和专家论证时间不计入审评时限。

第九十一条 药品注册期间,申请人认为工作人员在药品注册受理、审评、核查、检验、审批等工作中违反规定或者有不规范行为的,可以向其所在单位或者上级机关投诉举报。

第九十二条 药品注册申请符合法定要求的,予以批准。

药品注册申请有下列情形之一的,不予批准:

(一)药物临床试验申请的研究资料不足以支持开展药物临床试验或者不能保障受试者安全的;

(二)申报资料显示其申请药品安全性、有效性、质量可控性等存在较大缺陷的;

(三)申报资料不能证明药品安全性、有效性、质量可控性,或者经评估认为药品风险大于获益的;

(四)申请人未能在规定时限内补充资料的;

(五)申请人拒绝接受或者无正当理由未在规定时限内接受药品注册核查、

检验的；

（六）药品注册过程中认为申报资料不真实，申请人不能证明其真实性的；

（七）药品注册现场核查或者样品检验结果不符合规定的；

（八）法律法规规定的不应当批准的其他情形。

第九十三条　药品注册申请审批结束后，申请人对行政许可决定有异议的，可以依法提起行政复议或者行政诉讼。

第七章　工作时限

第九十四条　本办法所规定的时限是药品注册的受理、审评、核查、检验、审批等工作的最长时间。优先审评审批程序相关工作时限，按优先审评审批相关规定执行。

药品审评中心等专业技术机构应当明确本单位工作程序和时限，并向社会公布。

第九十五条　药品监督管理部门收到药品注册申请后进行形式审查，应当在五日内作出受理、补正或者不予受理决定。

第九十六条　药品注册审评时限，按照以下规定执行：

（一）药物临床试验申请、药物临床试验期间补充申请的审评审批时限为六十日；

（二）药品上市许可申请审评时限为二百日，其中优先审评审批程序的审评时限为一百三十日，临床急需境外已上市罕见病用药优先审评审批程序的审评时限为七十日；

（三）单独申报仿制境内已上市化学原料药的审评时限为二百日；

（四）审批类变更的补充申请审评时限为六十日，补充申请合并申报事项的，审评时限为八十日，其中涉及临床试验研究数据审查、药品注册核查检验的审评时限为二百日；

（五）药品通用名称核准时限为三十日；

（六）非处方药适宜性审核时限为三十日。

关联审评时限与其关联药品制剂的审评时限一致。

第九十七条　药品注册核查时限，按照以下规定执行：

（一）药品审评中心应当在药品注册申请受理后四十日内通知药品核查中心启动核查，并同时通知申请人；

（二）药品核查中心原则上在审评时限届满四十日前完成药品注册生产现场核查，并将核查情况、核查结果等相关材料反馈至药品审评中心。

第九十八条　药品注册检验时限，按照以下规定执行：

（一）样品检验时限为六十日，样品检验和标准复核同时进行的时限为九十日；

（二）药品注册检验过程中补充资料时限为三十日；

（三）药品检验机构原则上在审评时限届满四十日前完成药品注册检验相关工作，并将药品标准复核意见和检验报告反馈至药品审评中心。

第九十九条　药品再注册审查审批时限为一百二十日。

第一百条　行政审批决定应当在二十日内作出。

第一百零一条　药品监督管理部门应当自作出药品注册审批决定之日起十日内颁发、送达有关行政许可证件。

第一百零二条　因品种特性及审评、核查、检验等工作遇到特殊情况确需延长时限的，延长的时限不得超过原时限的二分之一，经药品审评、核查、检验等相关技术机构负责人批准后，由延长时限的技术机构书面告知申请人，并通知其他相关技术机构。

第一百零三条　以下时间不计入相关工作时限：

（一）申请人补充资料、核查后整改以及按要求核对生产工艺、质量标准和说明书等所占用的时间；

（二）因申请人原因延迟核查、检验、召开专家咨询会等的时间；

（三）根据法律法规的规定中止审评审批程序的，中止审评审批程序期间所占用的时间；

（四）启动境外核查的，境外核查所占用的时间。

第八章　监督管理

第一百零四条　国家药品监督管理局负责对药品审评中心等相关专业技术机构及省、自治区、直辖市药品监督管理部门承担药品注册管理相关工作的监督管理、考核评价与指导。

第一百零五条　药品监督管理部门应当依照法律、法规的规定对药品研制活动进行监督检查，必要时可以对为药品研制提供产品或者服务的单位和个人进行延伸检查，有关单位和个人应当予以配合，不得拒绝和隐瞒。

第一百零六条 信息中心负责建立药品品种档案,对药品实行编码管理,汇集药品注册申报、临床试验期间安全性相关报告、审评、核查、检验、审批以及药品上市后变更的审批、备案、报告等信息,并持续更新。药品品种档案和编码管理的相关制度,由信息中心制定公布。

第一百零七条 省、自治区、直辖市药品监督管理部门应当组织对辖区内药物非临床安全性评价研究机构、药物临床试验机构等遵守药物非临床研究质量管理规范、药物临床试验质量管理规范等情况进行日常监督检查,监督其持续符合法定要求。国家药品监督管理局根据需要进行药物非临床安全性评价研究机构、药物临床试验机构等研究机构的监督检查。

第一百零八条 国家药品监督管理局建立药品安全信用管理制度,药品核查中心负责建立药物非临床安全性评价研究机构、药物临床试验机构药品安全信用档案,记录许可颁发、日常监督检查结果、违法行为查处等情况,依法向社会公布并及时更新。药品监督管理部门对有不良信用记录的,增加监督检查频次,并可以按照国家规定实施联合惩戒。药物非临床安全性评价研究机构、药物临床试验机构药品安全信用档案的相关制度,由药品核查中心制定公布。

第一百零九条 国家药品监督管理局依法向社会公布药品注册审批事项清单及法律依据、审批要求和办理时限,向申请人公开药品注册进度,向社会公开批准上市药品的审评结论和依据以及监督检查发现的违法违规行为,接受社会监督。

批准上市药品的说明书应当向社会公开并及时更新。其中,疫苗还应当公开标签内容并及时更新。

未经申请人同意,药品监督管理部门、专业技术机构及其工作人员、参与专家评审等的人员不得披露申请人提交的商业秘密、未披露信息或者保密商务信息,法律另有规定或者涉及国家安全、重大社会公共利益的除外。

第一百一十条 具有下列情形之一的,由国家药品监督管理局注销药品注册证书,并予以公布:

(一)持有人自行提出注销药品注册证书的;

(二)按照本办法规定不予再注册的;

(三)持有人药品注册证书、药品生产许可证等行政许可被依法吊销或者撤销的;

(四)按照《药品管理法》第八十三条的规定,疗效不确切、不良反应大或者

因其他原因危害人体健康的;

（五）按照《疫苗管理法》第六十一条的规定,经上市后评价,预防接种异常反应严重或者其他原因危害人体健康的;

（六）按照《疫苗管理法》第六十二条的规定,经上市后评价发现该疫苗品种的产品设计、生产工艺、安全性、有效性或者质量可控性明显劣于预防、控制同种疾病的其他疫苗品种的;

（七）违反法律、行政法规规定,未按照药品批准证明文件要求或者药品监督管理部门要求在规定时限内完成相应研究工作且无合理理由的;

（八）其他依法应当注销药品注册证书的情形。

第九章　法律责任

第一百一十一条　在药品注册过程中,提供虚假的证明、数据、资料、样品或者采取其他手段骗取临床试验许可或者药品注册等许可的,按照《药品管理法》第一百二十三条处理。

第一百一十二条　申请疫苗临床试验、注册提供虚假数据、资料、样品或者有其他欺骗行为的,按照《疫苗管理法》第八十一条进行处理。

第一百一十三条　在药品注册过程中,药物非临床安全性评价研究机构、药物临床试验机构等,未按照规定遵守药物非临床研究质量管理规范、药物临床试验质量管理规范等的,按照《药品管理法》第一百二十六条处理。

第一百一十四条　未经批准开展药物临床试验的,按照《药品管理法》第一百二十五条处理;开展生物等效性试验未备案的,按照《药品管理法》第一百二十七条处理。

第一百一十五条　药物临床试验期间,发现存在安全性问题或者其他风险,临床试验申办者未及时调整临床试验方案、暂停或者终止临床试验,或者未向国家药品监督管理局报告的,按照《药品管理法》第一百二十七条处理。

第一百一十六条　违反本办法第二十八条、第三十三条规定,申办者有下列情形之一的,责令限期改正;逾期不改正的,处一万元以上三万元以下罚款:

（一）开展药物临床试验前未按规定在药物临床试验登记与信息公示平台进行登记;

（二）未按规定提交研发期间安全性更新报告;

（三）药物临床试验结束后未登记临床试验结果等信息。

第一百一十七条 药品检验机构在承担药品注册所需要的检验工作时,出具虚假检验报告的,按照《药品管理法》第一百三十八条处理。

第一百一十八条 对不符合条件而批准进行药物临床试验、不符合条件的药品颁发药品注册证书的,按照《药品管理法》第一百四十七条处理。

第一百一十九条 药品监督管理部门及其工作人员在药品注册管理过程中有违法违规行为的,按照相关法律法规处理。

第十章 附 则

第一百二十条 麻醉药品、精神药品、医疗用毒性药品、放射性药品、药品类易制毒化学品等有其他特殊管理规定药品的注册申请,除按照本办法的规定办理外,还应当符合国家的其他有关规定。

第一百二十一条 出口疫苗的标准应当符合进口国(地区)的标准或者合同要求。

第一百二十二条 拟申报注册的药械组合产品,已有同类产品经属性界定为药品的,按照药品进行申报;尚未经属性界定的,申请人应当在申报注册前向国家药品监督管理局申请产品属性界定。属性界定为药品为主的,按照本办法规定的程序进行注册,其中属于医疗器械部分的研究资料由国家药品监督管理局医疗器械技术审评中心作出审评结论后,转交药品审评中心进行综合审评。

第一百二十三条 境内生产药品批准文号格式为:国药准字 H(Z、S)+四位年号+四位顺序号。中国香港、澳门和台湾地区生产药品批准文号格式为:国药准字 H(Z、S)C+四位年号+四位顺序号。

境外生产药品批准文号格式为:国药准字 H(Z、S)J+四位年号+四位顺序号。

其中,H 代表化学药,Z 代表中药,S 代表生物制品。

药品批准文号,不因上市后的注册事项的变更而改变。

中药另有规定的从其规定。

第一百二十四条 药品监督管理部门制作的药品注册批准证明电子文件及原料药批准文件电子文件与纸质文件具有同等法律效力。

第一百二十五条 本办法规定的期限以工作日计算。

第一百二十六条 本办法自 2020 年 7 月 1 日起施行。2007 年 7 月 10 日原国家食品药品监督管理局令第 28 号公布的《药品注册管理办法》同时废止。

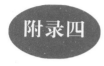

中华人民共和国国家卫生健康委员会令

第 1 号

《医疗技术临床应用管理办法》已经原国家卫生计生委委主任会议讨论通过，并经国家卫生健康委审核通过，现予公布，自 2018 年 11 月 1 日起施行。

主任　马晓伟

2018 年 8 月 13 日

医疗技术临床应用管理办法

第一章　总　则

第一条　为加强医疗技术临床应用管理，促进医学科学发展和医疗技术进步，保障医疗质量和患者安全，维护人民群众健康权益，根据有关法律法规，制定本办法。

第二条　本办法所称医疗技术，是指医疗机构及其医务人员以诊断和治疗疾病为目的，对疾病作出判断和消除疾病、缓解病情、减轻痛苦、改善功能、延长生命、帮助患者恢复健康而采取的医学专业手段和措施。

本办法所称医疗技术临床应用，是指将经过临床研究论证且安全性、有效性确切的医疗技术应用于临床，用以诊断或者治疗疾病的过程。

第三条　医疗机构和医务人员开展医疗技术临床应用应当遵守本办法。

第四条　医疗技术临床应用应当遵循科学、安全、规范、有效、经济、符合伦理的原则。

安全性、有效性不确切的医疗技术,医疗机构不得开展临床应用。

第五条　国家建立医疗技术临床应用负面清单管理制度,对禁止临床应用的医疗技术实施负面清单管理,对部分需要严格监管的医疗技术进行重点管理。其他临床应用的医疗技术由决定使用该类技术的医疗机构自我管理。

第六条　医疗机构对本机构医疗技术临床应用和管理承担主体责任。医疗机构开展医疗技术服务应当与其技术能力相适应。

医疗机构主要负责人是本机构医疗技术临床应用管理的第一责任人。

第七条　国家卫生健康委负责全国医疗技术临床应用管理工作。

县级以上地方卫生行政部门负责本行政区域内医疗技术临床应用监督管理工作。

第八条　鼓励卫生行业组织参与医疗技术临床应用质量控制、规范化培训和技术评估工作,各级卫生行政部门应当为卫生行业组织参与医疗技术临床应用管理创造条件。

第二章　医疗技术负面清单管理

第九条　医疗技术具有下列情形之一的,禁止应用于临床(以下简称禁止类技术):

(一)临床应用安全性、有效性不确切;

(二)存在重大伦理问题;

(三)该技术已经被临床淘汰;

(四)未经临床研究论证的医疗新技术。

禁止类技术目录由国家卫生健康委制定发布或者委托专业组织制定发布,并根据情况适时予以调整。

第十条　禁止类技术目录以外并具有下列情形之一的,作为需要重点加强管理的医疗技术(以下简称限制类技术),由省级以上卫生行政部门严格管理:

(一)技术难度大、风险高,对医疗机构的服务能力、人员水平有较高专业要求,需要设置限定条件的;

(二)需要消耗稀缺资源的;

(三)涉及重大伦理风险的;

(四)存在不合理临床应用,需要重点管理的。

国家限制类技术目录及其临床应用管理规范由国家卫生健康委制定发布

或者委托专业组织制定发布,并根据临床应用实际情况予以调整。

省级卫生行政部门可以结合本行政区域实际情况,在国家限制类技术目录基础上增补省级限制类技术相关项目,制定发布相关技术临床应用管理规范,并报国家卫生健康委备案。

第十一条 对限制类技术实施备案管理。医疗机构拟开展限制类技术临床应用的,应当按照相关医疗技术临床应用管理规范进行自我评估,符合条件的可以开展临床应用,并于开展首例临床应用之日起 15 个工作日内,向核发其《医疗机构执业许可证》的卫生行政部门备案。备案材料应当包括以下内容:

(一)开展临床应用的限制类技术名称和所具备的条件及有关评估材料;

(二)本机构医疗技术临床应用管理专门组织和伦理委员会论证材料;

(三)技术负责人(限于在本机构注册的执业医师)资质证明材料。

备案部门应当自收到完整备案材料之日起 15 个工作日内完成备案,在该医疗机构的《医疗机构执业许可证》副本备注栏予以注明,并逐级上报至省级卫生行政部门。

第十二条 未纳入禁止类技术和限制类技术目录的医疗技术,医疗机构可以根据自身功能、任务、技术能力等自行决定开展临床应用,并应当对开展的医疗技术临床应用实施严格管理。

第十三条 医疗机构拟开展存在重大伦理风险的医疗技术,应当提请本机构伦理委员会审议,必要时可以咨询省级和国家医学伦理专家委员会。未经本机构伦理委员会审查通过的医疗技术,特别是限制类医疗技术,不得应用于临床。

第三章 管理与控制

第十四条 国家建立医疗技术临床应用质量管理与控制制度,充分发挥各级、各专业医疗质量控制组织的作用,以"限制类技术"为主加强医疗技术临床应用质量控制,对医疗技术临床应用情况进行日常监测与定期评估,及时向医疗机构反馈质控和评估结果,持续改进医疗技术临床应用质量。

第十五条 二级以上的医院、妇幼保健院及专科疾病防治机构医疗质量管理委员会应当下设医疗技术临床应用管理的专门组织,由医务、质量管理、药学、护理、院感、设备等部门负责人和具有高级技术职务任职资格的临床、管理、伦理等相关专业人员组成。该专门组织的负责人由医疗机构主要负责人担任,

由医务部门负责日常管理工作,主要职责是:

(一)根据医疗技术临床应用管理相关的法律、法规、规章,制定本机构医疗技术临床应用管理制度并组织实施;

(二)审定本机构医疗技术临床应用管理目录和手术分级管理目录并及时调整;

(三)对首次应用于本机构的医疗技术组织论证,对本机构已经临床应用的医疗技术定期开展评估;

(四)定期检查本机构医疗技术临床应用管理各项制度执行情况,并提出改进措施和要求;

(五)省级以上卫生行政部门规定的其他职责。

其他医疗机构应当设立医疗技术临床应用管理工作小组,并指定专(兼)职人员负责本机构医疗技术临床应用管理工作。

第十六条 医疗机构应当建立本机构医疗技术临床应用管理制度,包括目录管理、手术分级、医师授权、质量控制、档案管理、动态评估等制度,保障医疗技术临床应用质量和安全。

第十七条 医疗机构开展医疗技术临床应用应当具有符合要求的诊疗科目、专业技术人员、相应的设备、设施和质量控制体系,并遵守相关技术临床应用管理规范。

第十八条 医疗机构应当制定本机构医疗技术临床应用管理目录并及时调整,对目录内的手术进行分级管理。手术管理按照国家关于手术分级管理的有关规定执行。

第十九条 医疗机构应当依法准予医务人员实施与其专业能力相适应的医疗技术,并为医务人员建立医疗技术临床应用管理档案,纳入个人专业技术档案管理。

第二十条 医疗机构应当建立医师手术授权与动态管理制度,根据医师的专业能力和培训情况,授予或者取消相应的手术级别和具体手术权限。

第二十一条 医疗机构应当建立医疗技术临床应用论证制度。对已证明安全有效,但属本机构首次应用的医疗技术,应当组织开展本机构技术能力和安全保障能力论证,通过论证的方可开展医疗技术临床应用。

第二十二条 医疗机构应当建立医疗技术临床应用评估制度,对限制类技术的质量安全和技术保证能力进行重点评估,并根据评估结果及时调整本机构医疗技术临床应用管理目录和有关管理要求。对存在严重质量安全问题或者不再符合有关技术管理要求的,要立即停止该项技术的临床应用。

医疗机构应当根据评估结果,及时调整本机构医师相关技术临床应用权限。

第二十三条 医疗机构应当为医务人员参加医疗技术临床应用规范化培训创造条件,加强医疗技术临床应用管理人才队伍的建设和培养。

医疗机构应当加强首次在本医疗机构临床应用的医疗技术的规范化培训工作。

第二十四条 医疗机构开展的限制类技术目录、手术分级管理目录和限制类技术临床应用情况应当纳入本机构院务公开范围,主动向社会公开,接受社会监督。

第二十五条 医疗机构在医疗技术临床应用过程中出现下列情形之一的,应当立即停止该项医疗技术的临床应用:

(一)该医疗技术被国家卫生健康委列为"禁止类技术";

(二)从事该医疗技术的主要专业技术人员或者关键设备、设施及其他辅助条件发生变化,不能满足相关技术临床应用管理规范要求,或者影响临床应用效果;

(三)该医疗技术在本机构应用过程中出现重大医疗质量、医疗安全或者伦理问题,或者发生与技术相关的严重不良后果;

(四)发现该项医疗技术临床应用效果不确切,或者存在重大质量、安全或者伦理缺陷。

医疗机构出现第一款第二项、第三项情形,属于限制类技术的,应当立即将有关情况向核发其《医疗机构执业许可证》的卫生行政部门报告。卫生行政部门应当及时取消该医疗机构相应医疗技术临床应用备案,在该机构《医疗机构执业许可证》副本备注栏予以注明,并逐级向省级卫生行政部门报告。

医疗机构出现第一款第四项情形的,应当立即将有关情况向核发其《医疗机构执业许可证》的卫生行政部门和省级卫生行政部门报告。省级卫生行政部门应当立即组织对该项医疗技术临床应用情况进行核查,确属医疗技术本身存在问题的,可以暂停该项医疗技术在本地区的临床应用,并向国家卫生健康委报告。国家卫生健康委收到报告后,组织专家进行评估,决定需要采取的进一步管理措施。

第四章 培训与考核

第二十六条 国家建立医疗技术临床应用规范化培训制度。拟开展限制类技术的医师应当按照相关技术临床应用管理规范要求接受规范化培训。

国家卫生健康委统一组织制定国家限制类技术的培训标准和考核要求,并向社会公布。

第二十七条 省级增补的限制类技术以及省级卫生行政部门认为其他需要重点加强培训的医疗技术,由省级卫生行政部门统一组织制订培训标准,对培训基地管理和参加培训医师(以下简称参培医师)的培训和考核提出统一要求,并向社会公布。

第二十八条 对限制类技术临床应用规范化培训基地实施备案管理。医疗机构拟承担限制类技术临床应用规范化培训工作的,应当达到国家和省级卫生行政部门规定的条件,制定培训方案并向社会公开。

第二十九条 医疗机构拟承担限制类技术临床应用规范化培训工作的,应当于首次发布招生公告之日起3个工作日内,向省级卫生行政部门备案。备案材料应当包括:

(一)开展相关限制类技术临床应用的备案证明材料;

(二)开展相关限制类技术培训工作所具备的软、硬件条件的自我评估材料;

(三)近3年开展相关限制类技术临床应用的医疗质量和医疗安全情况;

(四)培训方案、培训师资、课程设置、考核方案等材料。

第三十条 省级卫生行政部门应当及时向社会公布经备案拟承担限制性技术临床应用规范化培训工作的医疗机构名单。

省级卫生行政部门应当加强对限制类技术临床应用规范化培训基地的考核和评估,对不符合培训基地条件或者未按照要求开展培训、考核的,应当责令其停止培训工作,并向社会公布。

第三十一条 培训基地应当建立健全规章制度及流程,明确岗位职责和管理要求,加强对培训导师的管理。严格按照统一的培训大纲和教材制定培训方案与计划,建立医师培训档案,确保培训质量和效果。

第三十二条 申请参加培训的医师应当符合相关医疗技术临床应用管理规范要求。培训基地应当按照公开公平、择优录取、双向选择的原则决定是否接收参培医师。

第三十三条　参培医师完成培训后应当接受考核。考核包括过程考核和结业考核。

考核应当由所在培训基地或者省级卫生行政部门委托的第三方组织实施。

第三十四条　对国家和省级卫生行政部门作出统一培训要求以外的医疗技术,医疗机构应当自行进行规范化培训。

第五章　监督管理

第三十五条　县级以上地方卫生行政部门应当加强对本行政区域内医疗机构医疗技术临床应用的监督管理。

第三十六条　国家卫生健康委负责建立全国医疗技术临床应用信息化管理平台,对国家限制类技术临床应用相关信息进行收集、分析和反馈。

省级卫生行政部门负责建立省级医疗技术临床应用信息化管理平台,对本行政区域内国家和省级限制类技术临床应用情况实施监督管理。

省级医疗技术临床应用信息化管理平台应当与全国医疗技术临床应用信息化管理平台实现互联互通,信息共享。

第三十七条　医疗机构应当按照要求,及时、准确、完整地向全国和省级医疗技术临床应用信息化管理平台逐例报送限制类技术开展情况数据信息。

各级、各专业医疗质量控制组织应当充分利用医疗技术临床应用信息化管理平台,加大数据信息分析和反馈力度,指导医疗机构提高医疗技术临床应用质量安全。

第三十八条　国家建立医疗技术临床应用评估制度。对医疗技术的安全性、有效性、经济适宜性及伦理问题等进行评估,作为调整国家医疗技术临床应用管理政策的决策依据之一。

第三十九条　国家建立医疗机构医疗技术临床应用情况信誉评分制度,与医疗机构、医务人员信用记录挂钩,纳入卫生健康行业社会信用体系管理,接入国家信用信息共享平台,并将信誉评分结果应用于医院评审、评优、临床重点专科评估等工作。

第四十条　县级以上地方卫生行政部门应当将本行政区域内经备案开展限制类技术临床应用的医疗机构名单及相关信息及时向社会公布,接受社会监督。

第六章 法律责任

第四十一条 医疗机构违反本办法规定,有下列情形之一的,由县级以上地方卫生行政部门责令限期改正;逾期不改的,暂停或者停止相关医疗技术临床应用,给予警告,并处以 3000 元以下罚款;造成严重后果的,处以 3000 元以上 3 万元以下罚款,并对医疗机构主要负责人、负有责任的主管人员和其他直接责任人员依法给予处分:

(一)未建立医疗技术临床应用管理专门组织或者未指定专(兼)职人员负责具体管理工作的;

(二)未建立医疗技术临床应用管理相关规章制度的;

(三)医疗技术临床应用管理混乱,存在医疗质量和医疗安全隐患的;

(四)未按照要求向卫生行政部门进行医疗技术临床应用备案的;

(五)未按照要求报告或者报告不实信息的;

(六)未按照要求向国家和省级医疗技术临床应用信息化管理平台报送相关信息的;

(七)未将相关信息纳入院务公开范围向社会公开的;

(八)未按要求保障医务人员接受医疗技术临床应用规范化培训权益的。

第四十二条 承担限制类技术临床应用规范化培训的医疗机构,有下列情形之一的,由省级卫生行政部门责令其停止医疗技术临床应用规范化培训,并向社会公布;造成严重后果的,对医疗机构主要负责人、负有责任的主管人员和其他直接责任人员依法给予处分:

(一)未按照要求向省级卫生行政部门备案的;

(二)提供不实备案材料或者弄虚作假的;

(三)未按照要求开展培训、考核的;

(四)管理混乱导致培训造成严重不良后果,并产生重大社会影响的。

第四十三条 医疗机构有下列情形之一的,由县级以上地方卫生行政部门依据《医疗机构管理条例》第四十七条的规定进行处理;情节严重的,还应当对医疗机构主要负责人和其他直接责任人员依法给予处分:

(一)开展相关医疗技术与登记的诊疗科目不相符的;

(二)开展禁止类技术临床应用的;

(三)不符合医疗技术临床应用管理规范要求擅自开展相关医疗技术的。

第四十四条 医疗机构管理混乱导致医疗技术临床应用造成严重不良后果,并产生重大社会影响的,由县级以上地方卫生行政部门责令限期整改,并给予警告;逾期不改的,给予3万元以下罚款,并对医疗机构主要负责人、负有责任的主管人员和其他直接责任人员依法给予处分。

第四十五条 医务人员有下列情形之一的,由县级以上地方卫生行政部门按照《执业医师法》、《护士条例》、《乡村医生从业管理条例》等法律法规的有关规定进行处理;构成犯罪的,依法追究刑事责任:

(一)违反医疗技术管理相关规章制度或者医疗技术临床应用管理规范的;

(二)开展禁止类技术临床应用的;

(三)在医疗技术临床应用过程中,未按照要求履行知情同意程序的;

(四)泄露患者隐私,造成严重后果的。

第四十六条 县级以上地方卫生行政部门未按照本办法规定履行监管职责,造成严重后果的,对直接负责的主管人员和其他直接责任人员依法给予记大过、降级、撤职、开除等行政处分。

第七章 附 则

第四十七条 人体器官移植技术、人类辅助生殖技术、细胞治疗技术的监督管理不适用本办法。

第四十八条 省级卫生行政部门可以根据本办法,结合地方实际制定具体实施办法。

第四十九条 本办法公布前,已经开展相关限制类技术临床应用的医疗机构,应当自本办法公布之日起按照本办法及相关医疗技术临床应用管理规范进行自我评估。符合临床应用条件的,应当自本办法施行之日起3个月内按照要求向核发其《医疗机构执业许可证》的卫生行政部门备案;不符合要求或者不按照规定备案的,不得再开展该项医疗技术临床应用。

第五十条 中医医疗机构的医疗技术临床应用管理由中医药主管部门负责。

第五十一条 本办法自2018年11月1日起施行。

涉及人的临床研究伦理审查委员会建设指南（2020 版）

（节选）

第一部分　序　言

以人作为受试者的医学研究旨在获得可以被普遍化的医学知识、临床诊治方法和医学治疗手段,更好地满足公众的医疗健康需求。临床研究尤其应重视解决尚未能满足的医疗和公众健康需求的健康问题,其社会使命是预防及减轻人类因疾病和损伤造成的痛苦。以人作为受试者的临床研究是医学发展所必须的,不仅是伦理上允许的也是伦理上所要求的。只有当受试者得到充分的尊重和保护,临床研究才能在伦理学上得到论证,这也有利于医学和科学的健康发展。

在科学性上不可靠的研究设计必然是不符合伦理的,因为它使研究受试者暴露于参加研究的风险之中,而不能获得可靠的科学知识。因此,研究设计必须符合科学共同体普遍接受的科学原则,有科学证据支持,研究结果才是可靠的。受试者参加临床研究是相信这些研究已经通过了基础性研究的科学验证,参与临床研究潜在的受益与可能遭受的风险是在合理范围内的,医生在未来做出重大医疗决策时相信他们所依据的这些研究证据是缜密而且公正客观的。

临床研究人员对受试者保护负有首要责任。研究应该由胜任的研究人员以负责任的方式进行,绝不能将受试者,特别是健康上处于脆弱状况的受试患者置于验证医学知识的危险之中,不应该为了获得更多的临床科学知识、为了未来大多数患者的健康利益而置当前研究中受试者的安危于不顾。在研究中应向受试者提供有关临床研究的现状以及可能存在风险的确切信息,并获得有完全决策能力受试者的有效知情同意。

对于缺乏完全自我决策能力的受试者,应该获得其法定监护人的同意。

伦理审查委员会和伦理审查的主要职责是对满足科学价值和社会价值的研究项中受试者的保护。

所有临床研究项目在开展之前须经伦理审查委员会对其科学价值和伦理学上可辩护性进行审查,获得伦理审查委员会批准后方可实施。伦理审查委员会在临床研究实施过程中根据需要对项目作进一步的跟踪复审,监督研究过程。

为进一步规范临床研究,不断加强伦理审查委员会的制度建设和能力建设,在国家卫生健康委员会领导和指导下,国家卫生健康委医学伦理专家委员会和中国医院协会牵头建立我国的临床研究伦理审查委员会建设和评估指南,通过第三方行业组织推动行业规范发展。这些指南与原国家卫生与计划生育委员会颁布的《涉及人的生物医学研究伦理审查办法》、原国家食品药品监督管理局颁布的《药物临床试验伦理审查工作指导原则》,国家中医药管理局颁布的《中医药临床研究伦理审查管理规范》以及世界医学会制定的《赫尔辛基宣言》和国际医学科学理事会制定的

《涉及人的健康相关研究国际伦理指南》(International Ethical Guidelines for Health-related Research Involving Humans)等国际国内通用伦理准则保持高度的一致性,具有更强的可操作性。

第二部分　建设指南

第一章　伦理审查委员会宗旨与原则

一、伦理审查委员会宗旨

伦理审查委员会对所有以人作为受试者的临床医学和健康研究项目进行事先的审查、提出修改要求、是否批准,对进行中项目的跟踪复审,对研究在科学、伦理和规范方面是否符合国际和国内相关规范和指南发挥监督作用。其宗旨是保护研究受试者的权利和福祉。

二、伦理审查委员会审查原则

(一)尊重和保障预期的研究受试者是否同意参加研究的自主决定权,严格

履行知情同意程序,防止使用欺骗、不当利诱、胁迫(包括变相胁迫)等不当手段招募研究受试者,允许研究受试者在研究的任何阶段撤消对参加研究的同意而不会受到不公正对待。

(二)对研究受试者的安全、健康和权益的考虑必须重于对科学知识获得和社会整体受益的考虑,力求使研究受试者最大程度受益和尽可能避免大于最低风险。

(三)免除研究受试者在受试过程中因受益而承担的经济负担。尊重和保护研究受试者的隐私信息,如实告知涉及研究受试者隐私信息的保存和使用情况(包括未来可能的使用)及保密措施,未经有效授权不得将涉及研究受试者隐私和敏感的个人信息向无关第三方或者媒体泄露。

(四)确保研究受试者受到与参与研究直接相关的损伤时得到及时免费的治疗和相应的补偿或赔偿。

(五)对于丧失或者缺乏维护自身权益能力的研究受试者、患严重疾病无有效治疗方法的绝望患者,以及社会经济地位很低和文化程度很低者等脆弱人群,应当予以特别保护。

(六)开展生物医学临床研究应当通过伦理审查。国家法律法规和有关规定明令禁止的,存在重大伦理问题的,未经临床前动物实验研究证明安全性、有效性的生物医学新技术,不得开展临床研究。

三、监管责任

医疗机构对在本机构开展的临床研究负有责任。医疗机构也可以委托授权机构内一个部门行使监管职责,并受理对研究中有关研究受试者保护问题的投诉。

医疗机构或授权监管部门对伦理审查委员会开展工作负有组织管理以及提供支持性的工作保障的责任,包括提供必要的人力资源、工作环境、设施设备和工作时间以及经费的支持,并负责对委员会委员科研伦理培训提供机会和经费的支持。伦理审查委员会委员的工作时间和精力付出应当得到合理的报酬。所有相关监管措施应有书面备案记录。

医疗机构或授权的监管部门应避免对审查工作的行政干预,确保伦理审查工作和道德判断上的独立性。

第二章　伦理审查委员会组织与管理

一、伦理审查委员会组成

（一）伦理审查委员会应由多学科专业背景的委员组成，可以包括医药领域和研究方法学、伦理学、法学等领域的专家学者。应该有一名不属于本机构且与项目研究人员并无密切关系的委员（同一委员可同时符合这两项要求）。人数不少于7名。必要时可聘请特殊领域专家作为独立顾问。对独立顾问的资质、聘请程序及工作职责应有明确制度规定，对独立顾问的聘请过程记录备案（放到文件记录内容）。

（二）医疗机构应当设立直接隶属于医疗机构、独立行政建制的伦理审查委员会办公室，确保伦理委员会能够独立开展伦理审查工作。办公室应根据审查工作实际需要配备能够胜任工作的专（兼）职秘书和工作人员。

（三）伦理审查委员会应能够依据法规、伦理准则和相关规定，独立地审查和批准在科学价值、社会价值及研究受试者保护方面符合指南的研究项目。

（四）伦理审查委员会应对伦理审查委员会人员名单、联系信息、人员任命的变更等予以及时更新，并提交至机构或者授权监管伦理审查委员会的部门备案，并按照规定完成国家卫健委和国家药品监督管理局（NMPA）所要求的备案程序。

二、委员资格

所有委员在开始工作之前，应当经过科研伦理的基本专业培训并获得省级或以上级别的科研伦理培训证书。参与药物临床试验伦理审查的委员应按照要求获得国家药监局认可的GCP培训证书。委员应具有较强的科研伦理意识和伦理审查能力，应每2年至少参加一次省级以上（含省级）科研伦理专题培训并获得培训证书，以及参加科研伦理继续教育培训（包括线上或线下）并获得学分，其中Ⅰ类学分应不少于5分，以确保伦理审查能力得到不断提高。

三、委员任命程序和任期

伦理审查委员会主任委员、副主任委员和其他委员人选由医疗机构负责提议推荐。伦理审查委员会主任委员、副主任委员人员应当在医疗机构内具有较高的威望与声誉，其推举也可由伦理审查委员会委员协商决定。医疗卫生机构的法人代表或科研主管部门的负责人不担任主任委员/副主任委员。所有委员产生程序以文件形式备案,该备案文件包括推荐职务和任期,以及所有委员的个人简历。

委员每届任期不超过5年,可连任,最长任期无限制。

委员离任时,伦理审查委员会秘书应及时通知机构或授权的主管部门。委员的换届工作应按照程序进行并记录在案。

如伦理审查委员会需要解聘尚未到期的受聘委员,必须对其未能履职的原因予以说明(如,经常缺席会议、行为不当,或有尚未解决的利益冲突问题等)。伦理审查委员会应做出免职决议,并向主管部门提出提前终止委员任期的申请,并需要获得批准。如果委员接受伦理审查委员会的免职决议,由伦理审查委员会主管部门向其发出书面免职通知。

四、委员职责

(一)主任委员职责

1.主持会议

根据国际国内科研伦理准则和管理要求,主持审查所有以人为受试者的研究项目,敦促每个委员都应有机会参与伦理审查的决议过程;

2.了解并确定处理利益冲突

询查委员是否与试验项目存在利益冲突。如果存在利益冲突,则需要确定(1)在委员会内部公开利益冲突;或(2)要求该委员回避对相关研究方案的审查,并且不参与投票。

3.确保研究者以及主审委员向伦理审查委员会所提交的对试验方案的审查报告遵循伦理审查委员会的审查指南,包括在细节上符合国际和国内通用的科研伦理准则。

4.主任委员可根据委员专业背景、审查能力以及待审查项目专业领域,为项目指定1个或若干委员在会议审查之前先行重点审查某些研究方案(主审制),然后将审查报告提交伦理审查委员会进行会议审查。

5.确保伦理审查委员会对所有试验方案进行初始会议审查和复审。

6.向委员、科研人员和其他相关人员提供对涉及人的受试者的临床研究的工作指导意见和专业指导意见,并与全体委员协作,以高水准行使伦理审查委员会的职能。

7.及时通告国际国内新颁布和制定的相关政策和伦理准则,保证委员有学习提高审查能力的机会,以便加强对伦理准则和规范的理解。

（二）副主任委员职责

当主任委员缺席时,行使主任委员既定的所有职责。

（三）委员职责

1.对会议的议事项目进行充分的准备,例行参加审查会议,准确审评会议的各项内容,对研究项目进行审核并做出审查决议。

2.伦理审查委员会委员应当签署保密协议,承诺对承担的伦理审查工作履行保密义务,对所受理的研究项目方案、受试者信息以及委员审查意见等保密。

3.接受相关包括科研伦理继续教育和培训,不断提高审查能力。

五、委员会议出席率要求

伦理审查委员会应制定关于委员会议出席率的相关要求。

六、培训和继续教育要求

伦理审查委员会应建立培训机制。所有委员(包括主任委员,副主任委员)及专(兼)职秘书和办公室工作人员在行使其职责前至少接受过一期相关法律法规、部门规章、伦理审查知识以及伦理审查委员会指南操作规程的培训并获得省级(含省级)以上培训证书后方可任职。培训的记录保存在伦理审查委员会办公室。

委员定期接受相关的继续教育并保存培训记录。对于伦理审查委员会制度、指南及指南操作规程的更新,全体委员须进行培训。伦理审查委员会负责定期对医疗卫生机构内相关人员进行伦理知识的培训。

要求伦理审查委员会主任委员、副主任委员和委员参加多种继续教育培训(包括线上或线下),包括相关伦理课程、伦理审查研讨会、伦理报告和经验分享等学术活动以及较高质量的其他学术活动,其中每两年应该获得I类学分不少于5分。

七、伦理审查委员会管理

伦理审查委员会应按照档案管理规范对档案文件的保存、管理、查阅和复印做出相关规定,以保证文件档案的安全和保密性。伦理审查文件的保存期限应符合不同研究类型的规定。

医疗机构需要为伦理委员会提供独立、充足的档案保存空间,保证档案的安全性和保密性。

为不断完善伦理审查质量,完善对伦理审查委员会管理和审查制度,伦理审查委员会应对工作质量的检查和评估中发现的问题及时改进,并保存相关记录。

伦理审查委员会还应建立相应的制度文件和指南操作规程,可包括但不限于:

1.伦理审查申请指南;

2.伦理审查的保密措施;

3.独立顾问的选聘制度;

4.利益冲突的管理;

5.培训制度;

6.经费管理制度;

7.受试者咨询和投诉的管理制度。

第三章 伦理审查委员会职责和权力

一、做出审查决定

伦理审查委员会应对审查的研究项目做出批准、不批准、修改后批准、修改后再审、暂停或者终止研究的决定。为满足受试者保护的伦理要求,委员会行使批准或否决某个研究项目职责和权力,有权要求修改研究项目。因研究项目进行中发生意外伤害或违规行为,有权要求暂停或者终止某个已经批准的研究项目。对方案及知情同意书的修正案进行审查,对严重不良事件和违背方案等事件进行审查。

二、知情同意要求

有权对知情同意征询过程提出要求。

三、跟踪审查要求

根据研究风险发生的可能性和风险程度,有权要求对已经批准的研究项目进行定期跟踪复审。

四、其他

按照国家有关分级管理的规定,完成对不同风险级别的生物医学新技术临床研究项目的审批,确保在本机构伦理审查委员会备案和/或审查。

第四章　伦理审查委员会审查内容及要求

一、审查内容

对于临床研究项目,伦理审查主要包括以下内容:

1.研究者的资格、经验是否符合临床研究的要求;

2.研究方案是否符合科学性和伦理原则的要求;

3.受试者可能遭受的风险程度与研究预期的受益相比是否合理;

4.在获取知情同意过程中,向受试者或其法定监护人提供的有关信息资料是否完整通俗易懂,获得知情同意的方法是否适当;

5.对受试者的信息和资料是否采取了保密措施;

6.受试者入选和排除的指南是否合适和公平;

7.是否向受试者明确告知他们应该享有的权利,包括在研究过程中他们可以随时退出研究而无须理由,且不因此而受到不公平对待的权利;

8.受试者是否因参加研究而获得合理补偿,如因参加研究而受到损害甚至死亡时,给予的治疗以及赔偿措施是否合适;

9.研究人员中是否有专人负责处理与知情同意获得过程和受试者安全相关的问题;

10.对受试者在研究中可能承受的风险是否采取最小化的措施;

11.研究人员与受试者之间是否存在可能会影响研究人员专业判断的利益冲突。

二、审查要求

(一)研究的科学价值

医疗机构对拟议的临床研究设计的科学性已经进行了充分的专业评审,确认该研究设计在科学上合理,并可能产生有价值的科学信息。科学性的评审意见应在伦理审查委员会的文档中备案。

(二)研究的社会价值

1.为了满足伦理学上的要求,所有临床研究,包括对临床病例信息、临床诊断医疗剩余的人体组织或样本数据信息的研究都必须具有社会价值,包括临床研究拟产生科学信息的质量,以及与重大临床问题的相关性:是否有助于产生新的临床干预方法或有助于对临床干预的评价、有助于促进个人或公共健康等。

2.评价研究社会价值的关键要素是临床研究是否产生有价值的,且无法用其他方法获得的科学信息。例如,研究的目的只是为了增加医生开具与研究相关的处方,则属于伪装成科学研究的营销行为,不能满足临床研究社会价值的要求。

3.国际合作研究的目的应当着眼于解决受试人群需要优先考虑的医疗健康问题,关注研究成果所产生的干预措施是否能使本国本地区人群获益,以及研究成果的可及性问题。

(三)受试者保护

1.科学价值和社会价值是开展研究的根本理由,但研究人员、研究申办者、伦理审查委员会都有道德义务确保所有研究受试者的权利得到尊重和保护。

2.研究的科学和社会价值不能成为使研究受试者受到不公正对待的伦理辩护理由。任何情况下,医学科学知识增长的重要性和未来患者的健康利益,都不能超越当前受试者的安全和健康福祉。

(四)受试者招募

1.受试者的招募应当是出于科学原因,而不是因其社会、经济地位,或绝望中患者所处的健康脆弱地位易于招募。

2.研究受试人群应尽可能包括能够反映出年龄、性别与民族多样性的不同群体,以便研究成果能被普遍应用于所有相关人群。

3.将脆弱人群排除在受试者之外,曾被视为最便捷的对他们的保护方式,但这样的保护方式使脆弱人群无法享用研究成果,影响这些群体疾病的诊断,预防和治疗,因此导致对他们的不公正。应当鼓励脆弱受试者参与临床研究以纠正这些不公正。

4.当部分或全部被招募的受试者为易受不当影响的脆弱人群(如儿童、智力障碍和精神障碍者,或者绝望中的患者等)时,研究方案中需包括额外附加的保护措施以维护这些脆弱受试者的权益。

5.伦理审查委员会需要对受试者招募广告和招募信函进行审查。在研究进程中,伦理审查委员会亦可要求对招募广告和招募信函加以必要的修订。

6.作为通用的伦理原则,不应使受试患者承担验证临床研究的安全性及疗效所产生的费用。选择资助临床医学发展的机构,应该承担验证安全性及疗效所产生的所有费用。

（五）知情同意

征得受试者的知情同意是研究开展的必要条件,但不是充分条件,保护受试者免受伤害是研究者的责任。

1.征得受试者书面知情同意

（1）除关于知情同意豁免条款外,伦理审查委员会要求在临床研究开展之前须征得预期受试者或其法定监护人的知情同意,并在伦理审查委员会备案。

（2）知情同意书应以受试者或其法定监护人能够理解的方式和通俗的语言表达,知情同意是在受试者或/和其法定监护人未受到不当影响并经充分考虑的情况下征得的。

（3）不允许在知情同意书中使用任何可能使受试者或其法定监护人被迫放弃,或倾向于放弃任何合法权利的理由,亦不允许使用任何可使研究者、申办者、研究机构或相关代理机构免责（或暗示免责）的语言。

（4）知情同意必须由临床研究负责人或者其指定的该研究项目的研究人员获取,由受试者本人或其法定监护人签字并标明日期。

（5）在代理同意的临床研究中,须严格保护受试者,努力避免由于增加非治疗程序（出于研究目的）带来的风险超过最低风险。

（6）在知情同意书中,研究者应告知受试者向其提供研究结果的方式。当无法向受试者提供研究结果时,也应在知情同意书中向受试者说明。

（7）伦理审查委员会批准的知情同意书被认为是唯一正式的同意文件,在研究中不允许使用任何与此版本不同的知情同意文件。

（8）已经获得伦理审查委员会批准版本的知情同意文件保存在伦理审查委员会办公室。

2.征得受试者口头知情同意

伦理审查委员会在下列情况下可以允许征得受试者口头知情同意:

（1）该临床研究对受试者可能造成的风险不超过最低限度。

（2）受试者为文盲或盲人时,可以将知情同意书的内容向受试者或法定监护人口头提交,一名与受试者和研究者均无利益关系的任何成年人可以作为证人签字证明受试者的同意。也可以留有音像资料作为证据。

（3）受试者与临床研究的唯一联系是将要存档的知情同意文件,并且受试者参加研究的首要风险是由于敏感信息和隐私泄露可能导致的风险或伤害（包括但不限于涉及暴力、强奸、艾滋病患者的调查和访谈,涉及性工作者或吸毒的社会和行为学研究等),受试者可能担忧签署知情同意书会对受试者的隐私保护构成威胁,在此情况下伦理审查委员会经过讨论和评价,可以批准征得口头同意,但应留有声音文件等证明文件作为同意的证据。伦理审查委员会仍可要求研究人员向受试者提供有关知情同意书的内容。

3.事后知情同意

某些特殊的心理和行为社会学研究,如果要求征得受试者的知情同意,研究将无法进行。伦理审查委员会可批准事后(研究结束后)知情同意。伦理审查委员会应该对研究的风险加以评价,确认研究的风险不大于最低风险,并且事后知情同意可以被受试者理解和接受。

4.豁免再次征得知情同意

符合下列必要充分条件时,伦理审查委员会可以批准豁免再次征得受试者的知情同意:

(1)临床研究需要对知情同意书进行微小修改,否则该研究实质上将无法完成。

(2)受试者可能遭受的风险不超过最低限度。

(3)修改知情同意的内容和征得程序,以及豁免再次征得受试者的知情同意并不会对受试者的权益产生负面影响。

(4)豁免再次征得知情同意,不意味着免除伦理审查委员会的审查。

5.豁免知情同意

在满足下列必要充分条件时,伦理审查委员会可以批准豁免知情同意:

(5)受试者可能遭受的风险不超过最低限度。

(6)豁免征得受试者的知情同意并不会对受试者的权益产生负面影响。

(7)利用可识别身份信息的人体材料或者数据进行研究,已无法找到受试者,且研究项目不涉及个人隐私和商业利益。

(8)生物样本捐献者已经签署了知情同意书,同意所捐献样本及相关信息可用于所有医学研究。

(9)豁免征得知情同意,不意味着免除伦理审查委员会的审查。

(六)对研究可能的风险与获益的评估

1.如果研究的目的使受试者个人在诊断、治疗或预防方面直接获益,应该通过论证确定研究的风险和获益与现有的其他干预方法相比,至少可以有同样的获益。对这类"能够获益的"干预的风险需要与对受试者个人预期的获益进行权衡和合理性论证。

2.如果研究的目的不是使受试者直接获益,那么对受试者个人的风险必须与研究预期的社会受益(即可以获得被普遍化的医学知识)进行权衡和论证。研究带来的风险对于可能获得的知识而言必须是合理的。

3.为了重要的科学价值,允许受试者可能遭受的风险略高于最低风险时,应严格将风险限制在一定范围之内,不可使受试者遭受严重的或不可逆的伤害。

4.研究涉及无行为能力或限制行为能力的受试者时,应该对招募此类受试者在科学上和伦理上的合理性进行论证。不能使受试者个人直接获益的研究,其风险不可大于常规医疗的风险。如果允许稍微增加的风险,必须存在极充分的科学或医学上的理由和根据,且须获得伦理审查委员会的批准。

5.在对研究的风险与受益进行评估时,伦理审查委员会仅考察由研究本身所可能引起的风险和受益。

6.研究所获得的数据信息可能在日后被使用,而日后应用可能涉及的风险不属于对本研究风险的评估之列。

7.在初始审查和复审时,应评估并记录受试者的受益是:

(1)无预期受试者个人的直接获益,但有可能获得有关该受试群体疾病的信息;

(2)无预期受试者个人的直接获益,但有可能获得基于所研究疾病可能产生的深远社会效应和科学知识的积累;

(3)研究包括对受试者个人的直接获益。

8.在初始审查和复审时,应评估并记录受试者所面临的风险程度是:

(1)不超过最低限度的风险;

(2)比最低限度稍微增加的风险或更高的风险。

(七)保护隐私与保密

1.伦理审查委员会需确保研究项目有充分措施以保护受试者隐私并维护受试者个人信息的保密性;

2.当出于受试者健康需要、科学研究和重大公共利益需要,使用受试者个人健康信息时,须经有效授权。

三、批准指南

(一)该研究的科学性已经得到充分的学术论证,其社会价值以及受试者权利得到充分的尊重和保护。伦理审查委员会经过充分的讨论,以法定有效票

（根据伦理审查委员会章程及国家相关规定确定）批准一项研究申请。

（二）申请伦理审查的研究项目，已经按照国家相关规定获得相应审批。如适用，包括但不限于人类遗传办公室批件、国家药监局临床试验批件、放射性或生物安全委员会等机构的批件。

（三）申请伦理审查的研究项目有数据和安全监督（DSM）措施，确保受试者安全。

（四）对于风险程度不同的生物医学新技术临床研究，符合国家颁布的有关规定。

第五章　伦理审查委员会审查方式和类别

一、伦理审查方式

（一）会议审查

召开伦理审查委员会会议进行审查，包括但不限于对研究方案的初始审查和复审。

（二）简易程序审查

伦理审查委员会主任委员可指定一个或几个有相关专业背景和经验的委员，对研究方案进行简易程序的审查。符合简易审查的条件：

1.已经获得伦理审查委员会批准并在批件有效期内，对研究方案的微小改动。微小改动是指一种不导致研究风险受益状况变化的改动；一种不影响研究中受试者的意愿的改动；一种不改变研究设计的科学有效性的改动。微小改动的例子包括（但不限于）进一步降低风险的程序、为加强受试者安全性而增加的实验室测试等。

2.在多中心临床研究中，参与单位可通过简易审查程序认可单一伦理审查的决定。

3.在实施简易程序审查时，伦理审查委员会主任委员（或者指定委员）接收并且审查申请材料。简易程序可以履行伦理审查委员会所有职权（除不批准该研究之外）。

4.如果对简易审查的决定是不予批准，或者认为不符合简易程序条件的，应将决定书提交伦理审查委员会。

5.简易程序审查并不意味着审查指南的不同，也不必然意味着审查过程在时间上的缩短（虽然由于审查程序的简便，审查时间上通常会更短）。简易程序只是意味着在程序上免除了会议审查。

6.简易程序审查结果应该通知伦理审查委员会全体委员。

（三）紧急情况受试者研究的审查

1.即使是紧急情况下，未经伦理审查委员会事先审查和批准，不允许开展以人作为受试者的临床研究。

2.当紧急医疗涉及使用研究中的药物，设备或者生物制剂时，患者不能被认为是紧急情况下的临床研究的受试者。这样的紧急处理是医疗而不是研究，涉及该医疗的任何数据也将不会被包含在任何一个前瞻性研究活动的报告中。

3.当紧急医疗涉及使用研究中的药物，设备或者生物制剂时，必须满足我国权威管理部门的相关规定和要求。

（四）应急审查

疫情爆发期间开展疫情相关研究的紧迫性对伦理审查委员会的审查工作提出巨大挑战。伦理审查委员会应当坚持以最高的科学与伦理学标准对研究项目进行独立且公正的审查，保证伦理审查的质量与时效。相关要求详见附则八。

二、伦理审查类别

为确保临床研究项目伦理审查申请符合规范以及伦理问题得到及时的考虑和处理，伦理审查委员会应进行初始审查和复审程序。

（一）初始审查

初始审查是指研究者在研究开始实施前首次向伦理委员会提交的审查申请。

（二）复审

复审包括再审、修正案审查、跟踪审查、严重不良事件审查、违背方案审查、暂停和/或终止研究审查、结题审查等。

1.伦理审查委员会对已经批准实施的临床研究根据研究风险程度和发生的可能性进行一定频率的跟踪审查。

2.除对符合简易程序审查条件的方案进行简易程序审查外，伦理审查委员会要求对研究方案的初始审查进行会议审查，审查决定有效期最长不超过 12个月。对于超过一年的临床研究进行跟踪审查，直到不再从受试者那里产生新的数据为止。

3.进行跟踪审查时，须将所有先前批准的或者修改的内容一并整理到试验方案中。

4.如果研究项目负责人逾期一个月仍未按审查决议规定向伦理审查委员会递交跟踪审查的相关材料,委员会可以终止其试验的继续进行。重启已被终止的试验方案需要向审查委员会重新递交试验方案申请。

5.伦理审查委员会秘书应为会议审查准备好完整的试验方案、跟踪审查报告以及伦理审查记录等文档,以供会议审查时委员查阅。

6.对已批准的试验方案进行修改

如果项目负责人在试验过程中需要对已获批准的研究方案进行修改,需要得到伦理审查委员会对修改后方案的批准方可按照修改后的方案实施。除非符合简易程序审查的要求外,试验方案的修改需经伦理审查委员会会议审查批准。

7.对终止试验方案申请的审查

(1)由项目负责人提交的试验方案终止申请,须经伦理审查委员会会议审查,要确保其受试者的安全和福祉不会因试验终止而受到危害。

(2)对违反伦理规定试验方案的终止应由伦理审查委员会提出,并经会议审查予以审查。

8.合作项目/多中心合作研究项目的审查

(1)对国际合作项目的审查需要提供国际牵头单位伦理审查委员会审查批准文件,无论资金来源如何。

(2)国内合作研究项目,向各医疗机构间伦理审查委员会所提交的试验方案一致,以及同意文件应基本一致。伦理审查委员会承认知情同意书在不同机构可以有细微差别。

(3)多中心研究项目中,如果医疗机构伦理审查委员会认为对项目的核查是必要的,医疗机构的伦理审查委员会可以独立做出审查决议,或可以对研究项目提出修改意见。也可以参考其他机构的伦理审查委员会做出的审查意见及决定或接受研究项目的单一审查决定。

9.严重不良事件或非预期事件审查

(1)项目负责人有责任及时向伦理审查委员会报告研究过程中发生的严重不良事件。

(2)伦理审查委员会需要对事件是否为非预期事件、其严重程度、以及对研究造成不利影响的相关程度做出判断,并将其评估记录备案。

(3)对非预期严重不良反应,伦理审查委员会可以要求修改、暂停或是终止临床研究。并应及时将决定与研究项目负责人、机构负责人、研究管理部门负责人沟通，并将其记录备案。

（4）研究实施中发生的其他事件，研究项目负责人须在跟踪审查中向伦理审查委员会递交报告。

第六章　受理伦理审查所需材料及准备工作

一、研究项目负责人的责任

（一）研究项目负责人对研究设计、实施和监督负责。在涉及人的临床研究开始之前，项目负责人有责任确保已经征得受试者的知情同意，并确保同意是充分了解临床研究方案之后的自愿的同意。

（二）项目负责人需要向伦理审查委员会递交临床研究方案和知情同意书（包括知情过程）及其他相关的文件。

二、研究项目负责人需要向伦理审查委员会递交的文件

（一）初始审查申请递交的文件，包括但不限于

1.完整的研究方案

临床研究方案的内容包括但不限于标有日期、版本号和页码的完整研究方案，包括项目简介、研究目标、研究设计和方法、纳入和排除指南、受试者的保护措施（研究受试者选择的理由，招募计划及程序，对征得知情同意过程的说明；以及对受试者隐私保护和保守受试者机密信息的措施；对研究受试者合理补偿的计划；不良事件报告的计划）。如适用，还应该包括数据和安全监测计划、使用和贮存生物样本的计划等内容。

2.知情同意文件

适当时，伦理审查委员会可要求提供知情同意书的翻译文件（如受试者为少数民族时）。知情同意文件内容包括：

（1）研究目的、研究背景和产品介绍，以及受试者参与研究的预计持续的时间；

（2）对研究过程和招募受试者大致数量的说明；

（3）对可预见的风险及受试者可能遭受的不适或不便的说明，并估计其发生的可能性。适当的话，说明采取的预防、减轻和处理这些风险或不适的措施；

（4）对受试者从研究中预期可能的任何获益的说明；

（5）如果可能,对受试者可能有好处的、适当的替代程序或疗程;

（6）对受试者隐私和机密信息的保护措施,对谁可能接触或获得研究记录的说明;

（7）如果研究涉及可能超过最低风险限度,对于一旦发生的伤害,受试者可获得医疗以及补偿和/或赔偿的说明;

（8）回答受试者有关研究涉及的科学问题、研究受试者的权利问题的联系人及其联系方式;

（9）说明参与研究是自愿的,受试者拒绝参与研究或在任何时候退出对研究的参与,不会受到不公正对待,不会影响受试者与临床医生的关系和正常医疗,也不会因此而丧失任何应得的健康受益;

（10）适当时,伦理审查委员会可以要求研究者对受试者提供下列额外的信息:

①治疗或研究程序可能对受试者（或对胚胎或婴儿,如果受试者是孕妇或可能怀孕的妇女）有风险,而风险是目前还无法预见的。

②研究者可以未经受试者同意而可能终止预期受试者参与研究或者终止该研究。

③研究过程中新的重大发现,可能关系到研究受试者继续参与的意愿,新的发现信息将被提供给研究受试者。

④关于研究方案中研究者是否存在潜在利益冲突的申明,以及对潜在利益冲突的说明和解释。

3.项目科学性审查通过文件

项目负责人所在医疗机构研究项目管理部门对拟申请伦理审查研究项目的科学性审查通过的文件;

4.研究者手册（如有）

5.国家相关规定所要求的其他文件

（二）跟踪审查需要向伦理审查委员会提交的文件

1.跟踪审查申请;

2.跟踪审查的摘要报告,其内容可以包括:

（1）简要说明研究的进展和发现;

（2）自前一次审查时研究方案所作任何改动的摘要;

（3）增加受试者的数目,受试者退出研究的摘要;

（4）不良事件和涉及到任何意料之外的对受试者或其他人的风险的摘要；

（5）自前次研究伦理委员会审查后，对于研究的任何投诉的报告；

（6）任何有关的多中心临床试验的报告；

（7）任何来自数据和安全监督委员会（DSMB）的报告（如适用）；

（8）对任何其他相关信息的文献研究，尤其是与研究有关的风险信息的文献研究；

（9）增加任何额外的知情同意内容要求；

（10）研究继续开展的理由。

（三）修改研究方案时需要向伦理审查委员会提交的文件

1.对任何修改研究方案的说明；

2.修改研究方案给研究带来任何影响的说明，关于受试者可能承受的风险和获益的说明；

3.增加额外知情同意的要求。

（四）结题时需要向伦理审查委员会提交的文件

研究项目负责人向伦理审查委员会提交项目结题报告。

（五）终止研究时需要向伦理审查委员会提交的文件

研究项目负责人向伦理审查委员会提出终止试验方案的申请时，应递交：

1.一份完整的终止研究申请；

2.终止原因的简单说明；

3.终止研究对已经接受干预治疗的受试者的影响；

4.对目前仍在研究随访中的受试者的后续安排；

5.项目在接受审查时期完成的出版物清单。

第七章　组织审查会议

一、会议有效人数

1.会议有效人数是到会参与审查的委员应达到全体委员人数的半数以上且包括医药专业、非医药专业，独立于研究/试验单位之外的人员和不同性别的人员，会议方为有效。

2.通过视频参加会议的委员，如果在会议之前已经接收到所有适当的材料，并且积极、公正地参与到讨论中，这些委员被算入有效委员人数并允许参与投票。

3.有效人数中至少应包含一名资深有专业背景的临床医生委员。

二、会议表决

1.每一位参与审查的委员都应投票；

2.会议以全体委员人数的 1/2 以上（有特殊规定者例外）的意见做出对审查方案的决议；

3.特邀独立顾问不是正式委员会，不参与投票，但他们的专业意见对委员会做出最终决定是重要的；

4.不允许代理投票；

5.存在实质性利益冲突的委员不参加投票。

三、会议管理

1.会议时间和日程安排

伦理审查委员会需要定期安排审查会议。日程由伦理审查委员会秘书处负责安排，并及时通知临床研究申请者和审查委员会委员。

2.受理审查申请需要的文件

在会议前至少 25 个工作日，研究项目负责人需要向伦理审查委员会提交供审查的材料副本以及电子文本材料。

（1）初始审查需要递交的材料：

①伦理审查申请表

②完整详细的研究方案及支持性文件

③知情同意的文件（申请豁免者除外）

④补充材料（如适用）

（2）长期项目的跟踪审查需递交一份简要的研究进度报告。

3.文件的分发

供审核的文件由委员会秘书处准备、整理和分发。会议之前至少 5 个工作日内，每个委员应该收到会议文件，包括通过视频参加审查会议的委员应该收到电子文本文件。会前分发文件包括：

（1）会议日程（包括时间、地点、审查项目列表、审查要求等）；

（2）与本次会议审查项目相关的先前会议纪要；

（3）提供足够详细的研究方案，以帮助委员做出符合相关规定和管理要求的决定。

4.会议主持程序

(1)确定出席会议的委员达到有效人数,宣布会议开始。

(2)需要时对先前会议纪要进行表决。

(3)在项目负责人离席后,委员会委员讨论研究方案(长期方案的年审/短期复审/修正案或者其他方案的审查)。

(4)做出审查动议,进行表决。

(5)在审查和讨论过所有议程项目后宣布休会。

(6)伦理审查委员会正式通知项目负责人审查决定。

(7)参会委员、特邀独立顾问、委员会工作人员、经允许参加会议的研究生和访问进修人员都需要尊重伦理审查委员会审议过程和审查结果的机密性,并在会前签署有关审查项目、受试者信息和相关事宜的保密协议。

5.会议决议

(1)伦理审查委员会应有完整录音记录,秘书记录会议审查内容并在会后及时整理会议讨论摘要和审查决定,形成会议记录。参加会议的委员审阅无异议后由主任委员(或被授权者)签字并备案。

(2)秘书应根据会议记录和投票结果形成书面的伦理审查意见和决定明确的审查批件。批件由主任委员(或被授权者)签名并加盖伦理审查委员会公章有效。

(3)伦理审查委员会对提交的研究方案可做出下列决定之一:批准、修改后批准、修改后再审、不批准、暂停或者终止研究的决定。批准有效期限最长为12个月,如果伦理审查委员会认为受试者可能面临的风险程度较高,频率更高的跟踪审查是必要的。伦理审查委员会可以根据具体研究做出定期跟踪审查(期限少于12个月)的要求。审查决议和方案批准日期应记录备案。

①批准

伦理审查委员会可以无条件批准一项初始审查研究方案和跟踪审查方案。

批准有效期最长不超过12个月,批准后研究可以立即开始/或者继续进行。

②修改后批准

伦理审查委员会可以有条件地批准一项研究方案。伦理审查委员会提出的修改意见得到项目负责人接受回应,则批准决定生效。

③修改后再审

当伦理审查委员会对审查中研究方案需要更多的实质性信息时,委员会可以做出暂缓审议的决定,直至委员会收到新的信息时,对研究方案重新进行会议审议。

④不批准

伦理审查委员会可以投票反对一项研究方案。不批准的决定和不批准的原因应及时通知项目负责人。不批准的决定只能在会议审查中做出,并应给项目负责人予申辩的机会。

如果项目负责人不同意伦理审查委员会的决议,他应该在申辩过程中同委员会共同解决问题。

⑤暂停或终止研究

伦理审查委员会可以根据研究项目的进展情况做出暂停或终止研究的决定。

除多中心项目的伦理审查外,提交给某个伦理审查委员会审议的方案,既不能同时也不能在该委员会作审查决定之后提交给另一伦理审查委员会审议。

6.会议审查记录

(1)法定会议有效人数记录

①参加伦理审查会议的委员人数不少于全体委员数的 1/2 为会议有效人数。

②应记录参会委员的名单及其专业领域。

③应记录缺席委员名单及其专业领域。

④应记录其他到会人员,包括独立顾问、来访学者的名单和机构。

(2)投票文件记录

①投票可以按照下列规则进行记录:总计票数＝♯;批准票数＝♯;修改后批准票数＝♯;修改后再审票数＝♯;不批准票数＝♯;回避票数＝♯。

②会议应尽可能通过充分讨论和论证达成一致意见。当意见不一致时,不应仅仅以简单多数的意见加以记录,应将少数人的意见分别记录。

③任何关于争议性意见及伦理问题的讨论与解决方案均应记录在案。

(3)受益/风险评估记录

伦理审查委员会需要根据临床研究方案使受试者可能承担风险程度和发生的可能性,以及潜在受益做出评估,并在记录中说明批准某研究方案的决定是基于对该方案的评估做出的,将记录存档。

①成人受试者可参与风险程度的临床研究为：(a)不大于最低限度的风险；(b)比最低限度风险适度增加的风险(由伦理审查委员会对"适度"做出判断)。

②成人受试者可参与受益等级的临床研究为：(a)无预期的受试者直接获益，但有可能在受试群体相关疾病的理解方面获益；(b)无预期的受试者直接获益，但可能有科学知识积累方面的社会受益；(c)该临床研究包括使受试者个人的直接获益。

3.儿童受试者可参与的研究：(a)只有表明研究有可能针对在预防、减轻影响儿童健康和福祉的那些严重问题方面获得知识时，研究才可获得批准。(b)不超过最低限度风险的研究；(c)适度超过最低限度的风险，但预期会使儿童受试者个人直接获益的研究；(d)适度超过最低风险的限度，且没有预期使儿童受试者的直接获益，但可能使儿童受试者群体获益。

（4）审查决议和其他记录

会议审查决议记录，以及对任何有关研究方案和知情同意书改变的细节均应记录在审查文件中。

7.伦理审查委员会决定传达

伦理审查委员会应在审查后10个工作日内给出书面的审查意见/批件。

第八章　利益冲突管理政策

一、委员选择

医疗机构科研管理部门的负责人或临床研究部门的负责人不应作为伦理审查委员会的主任委员或者副主任委员。

二、回避投票

与研究项目具有显而易见和实质性利益冲突的委员不能参与伦理审查委员会研究方案的审查。在审查时，主任委员需要询问是否所有的委员都知晓利益冲突政策和伦理要求，以及与审查中的研究方案是否有需要申明利益冲突的委员，回答将被记录在案。有明显和实质性利益冲突的委员应回避参与最终关于该研究方案的讨论以及投票。回避事项应记录备案。

第九章　术语表

1.保密性(Confidentiality)：防止将涉及所有权的信息或个人身份信息透露

给无权知晓者。

2.指南操作规程（Standard Operating Procedure，SOP）：为确保实施的一致性从而达到特定目的而制定的详细的书面操作说明。

3.不良事件（Adverse Event）：患者或者临床研究受试者接受某种试验干预后出现的不良医学事件。当事件存在可能的合理性证明时，不良事件与试验有关。

4.不依从/违背方案（Non-compliance/Violation）：指对伦理审查委员会批准试验方案的所有偏离，并且这种偏离没有获得伦理审查委员会的事先批准，或者不依从/违背人体受试者保护规定和伦理审查委员会要求的情况。

5.脆弱人群（Vulnerable Population）：相对地（或绝对地）没有能力维护自身利益的人，通常是指那些能力或自由受到限制而无法给予同意或拒绝同意的人，包括儿童，因为精神障碍而不能给予知情同意的人等。

6.单一审查（Single Review）：在多中心临床研究中，各研究机构伦理审查委员会之间，通过一定协作机制，确定一个伦理审查委员会的伦理审查。

7.多中心临床试验（Multicentre Trial）：遵循同一方案，在多个试验中心，分别由多名研究者负责实施完成的临床试验。

8.法定到会人数（Quorum）：为对某项试验进行审查和决定而规定的必须参加会议的伦理审查委员会委员人数和资格要求，即有效会议应出席的委员人数和资格要求。

9.法定监护人（Guardian）：是指依据法律规定担任无民事行为能力人和限制民事行为能力人的监护人，履行监护职责的人。担任法定监护人应具有监护能力。监护能力的认定主要根据监护人的身体健康状况、经济条件，以及与被监护人在生活上的联系状况等因素确定。根据民法通则的规定，法定监护人包括未成年人的法定监护人和精神病人的法定监护人。

（1）未成年人的法定监护人包括：①父母；②祖父母、外祖父母，关系密切的其他亲属、朋友；③父母所在单位或者其住所地的居民委员会、村民委员会或民政部门等法人组织。担任法定监护人的顺序依血缘关系和组织关系的远近而确定，顺序在前者排斥顺序在后者。

（2）精神病人的法定监护人包括：①配偶、父母、成年子女。②其他近亲属如有监护能力的祖父母、外祖父母、兄弟姐妹。③关系密切的其它亲属、朋友。④精神病人的所在单位或住所地的居民委员会和村民委员会、当地的民政部门。确定监护人也依上列顺序进行。

10.非预期不良事件（Unexpected Adverse Event）：不良事件的性质、严重程度或频度，不同于先前方案或其他相关资料（如研究者手册、药品说明）所说明的预期风险。

11.医疗机构（Medical Institution）：经登记取得《医疗机构执业许可证》的机构。

12.机构伦理审查委员会（Institutional Ethical Review Board）：依据国家卫健委（原国家卫生计生委）2016年10月12日正式发布，自2016年12月1日起施行的《涉及人的生物医学研究伦理审查办法》规定的，负责伦理审查的委员会。

13.可疑非预期严重不良反应（Suspected Unexpected Serious Adverse Reaction，SUSAR），指临床表现的性质和严重程度超出了试验药物研究者手册、已上市药品的说明书或者产品特性摘要等已有的资料信息的可疑并且非预期的严重不良反应。

14.临床试验（Clinical Trial）：指临床干预性研究，通常包括新的干预（如新药临床试验）或者已有干预新的使用方法或目的（如扩大适应证）。

15.临床研究（Clinical Research）：涉及人类受试者的研究，目的是增进医学知识，通常包括临床观察性研究和干预性研究。

16.利益冲突（Conflict of Interest）：当伦理审查委员会委员因与所审查的临床研究项目之间存在相关利益，影响他/她从保护受试者的角度出发，对研究项目做出公正独立的审查。利益冲突的产生常见于伦理审查委员会委员与审查项目之间存在经济上、物质上、机构以及社会关系上的利益关系。

17.利益冲突申明（Disclosure of Conflict of Interest）：对是否存在利益冲突的郑重说明、陈述和解释。"申明"不同于"声明"，"声明"多指公开宣布对某问题和事件的立场而发表的正式文件，而"申明"强调陈述和解释。

18.伦理审查委员会（Ethics Review Committee，Institutional Review Board）：由医学专业人员、伦理学专家、法律专家及非医务人员组成的独立组织，其职责为核查临床研究方案及附件是否合乎伦理，并为之提供公众保证，确保受试者的安全、健康和权益受到保护。该委员会的组成和一切活动不应受临床试验组织和实施者的干扰或影响。

19.临床试验注册（Clinical Trial Registration）：规范的临床试验应在开始

实施前在临床试验注册网站注册并获取注册编号。

20.区域伦理审查委员会（Regional EC/IRB）：根据省级卫生健康部门制定的管理办法，在某一区域内设立的伦理审查委员会，受委托接受医疗机构研究项目的伦理审查。

21.数据和安全监督（Data and Safety Monitoring）：是指审核在研项目中获得的研究数据，以确保研究过程中受试者的安全与福祉，以及研究的有效性与科学价值。

22.数据和安全监督措施（Data and Safety Monitoring Measure）：指审核数据结果、报告的事件数据（包括不良反应和非预期的问题），以及研究是否遵从研究方案所采用的方法，以保证研究过程中研究受试者的安全和福祉。

23.数据和安全监督委员会（Data and Safety Monitoring Board）：由既非研究组织者亦非研究者的独立专家组成的正式委员会，负责审核一个或多个在研项目（或者多中心研究）的累积数据、关键疗效终点，以及在整个研究过程中预先设定的数据。该委员会是唯一可以持续获得非盲安全与疗效数据的研究监督组织，通过对风险与受益的评估，做出继续、修改、或者终止研究的建议。它可以有权要求补充分析，并可以安排特别会议审核数据。

24.受试者（Research Participant）：参加生物医学研究的个人或人群，可以作为试验组、对照组、或观察组。一般包括健康自愿者、与试验目标人群无直接相关性的自愿参加者，或是来自试验用药所针对的患病人群。

25.受试者的脆弱性（Vulnerability）：脆弱性可以包括（但不限于）经济脆弱性、机构脆弱性、认知脆弱性、社会脆弱性、医疗脆弱性、遵从脆弱性。

（1）经济脆弱性（Economic Vulnerability）：指的是受试者在社会品和服务（如收入、住房或医疗）分配方面处于不利地位，可能导致其因研究受益和/或补偿的不当引诱而参加研究，从而威胁了他们选择的自主性，以及受剥削的危险。

（2）机构脆弱性（Institutional Vulnerability）：受试者因屈从于其他人的官方权威而参加研究。如罪犯、士兵、学生。

（3）认知脆弱性（Cognitive Vulnerability）：受试者在不能充分理解信息、仔细思考的情况下做出是否参加研究的决定。

（4）社会脆弱性（Social Vulnerability）：通常受人轻视、歧视的社会群体，其成员的利益、福利以及对社会的贡献往往遭到轻视或漠视。社会上脆弱的人也往往是经济上脆弱的人。

（5）医疗脆弱性（Medical Vulnerability）：指的是患严重疾病而没有满意指南治疗的受试者（如癌症转移患者、罕见病患者），可能因其或其医生认为准备研究干预是最佳疗法而参加研究。

（6）遵从脆弱性（Compliance Vulnerability）：不同于机构脆弱性，遵从脆弱性是指受试者屈从于社会建构的非官方的权威，如基于性别、种族或阶层的不平等，医患之间权力和知识的不平等，或者性质更为主观性的，如父母通常会遵从他们成年儿女的愿望。

26.受试者招募（Recruit）：是从潜在研究受试者（参与者）或受试者的法定监护人获得有效的知情同意以进行相关试验的过程。凡涉及人类研究受试者的临床试验，应已获得伦理审查委员会的批准，受试者的招募才能开始。

27.修正案（Protocol Amendment）：对试验方案，以及有关试验组织实施的其它文件及信息的书面修改或澄清。

28.研究（Research）：涉及人的生物医学研究包括以下活动：

（1）采用现代物理学、化学、生物学、中医药学和心理学等方法对人的生理、心理行为、病理现象、疾病病因和发病机制，以及疾病的预防、诊断、治疗和康复进行研究的活动；

（2）医学新技术或者医疗新产品在人体上进行试验研究的活动；

（3）采用流行病学、社会学、心理学等方法收集、记录、使用、报告或者储存有关人的样本、医疗记录、行为等科学研究资料的活动。

29.严重不良事件（Serious Adverse Event）：临床研究中发生需住院治疗、延长住院时间、伤残、影响工作能力、危及生命或死亡、导致先天畸形等事件。

30.意外严重不良事件（Unexpected Serious Adverse Event）：是指任何严重不良事件，其特异性或严重程度与当前研究者手册中提供的风险信息不一致。

31.知情同意（Informed Consent）：指向受试者告知一项研究的各方面情况后，受试者自愿确认其同意参加该项临床研究的过程，须以签名和注明日期的知情同意书作为文件证明。

32.知情同意书（Informed Consent Form）：是每位受试者表示自愿参加某一临床研究的文件证明。研究者需向受试者说明研究性质、目的、可能的受益和风险、可供选用的其他治疗方法以及符合《赫尔辛基宣言》规定的受试者的权利和义务等,使受试者充分了解后表达其同意。

33.治疗误解(Therapeutic Misconception):这种涉及人的研究(包括试验)在概念上并在实践上与治疗是有区别的,研究人员以进行临床治疗的方式开展研究,参加临床研究的患者往往误以为接受的是临床治疗,这种情况称为"治疗误解"。治疗误解不能满足有关研究的伦理要求,必须加以防止。

34.最低风险(Minimal Risk):最低风险的指南是不高于日常生活中面临的伤害,或是在身体或心理的常规检查/检测中面临的伤害。

国家卫生健康委医学伦理专家委员会办公室

中国医院协会

2020 年 10 月 26 日

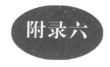

关于印发涉及人的生命科学和医学研究
伦理审查办法的通知

国卫科教发〔2023〕4 号

各省、自治区、直辖市人民政府，国务院各部委、各直属机构，中国科学技术协会：

《涉及人的生命科学和医学研究伦理审查办法》已经国家科技伦理委员会审议通过。经国务院同意，现印发给你们，请结合工作实际，认真组织实施。

国家卫生健康委　教育部
科技部　国家中医药局
2023 年 2 月 18 日

涉及人的生命科学和医学研究伦理审查办法

第一章　总　则

第一条　为保护人的生命和健康，维护人格尊严，尊重和保护研究参与者的合法权益，促进生命科学和医学研究健康发展，规范涉及人的生命科学和医学研究伦理审查工作，依据《中华人民共和国民法典》《中华人民共和国基本医疗卫生与健康促进法》《中华人民共和国科学技术进步法》《中华人民共和国生物安全法》《中华人民共和国人类遗传资源管理条例》等，制定本办法。

第二条　本办法适用于在中华人民共和国境内的医疗卫生机构、高等学校、科研院所等开展涉及人的生命科学和医学研究伦理审查工作。

第三条　本办法所称涉及人的生命科学和医学研究是指以人为受试者或者使用人(统称研究参与者)的生物样本、信息数据(包括健康记录、行为等)开展的以下研究活动：

(一)采用物理学、化学、生物学、中医药学等方法对人的生殖、生长、发育、衰老等进行研究的活动；

(二)采用物理学、化学、生物学、中医药学、心理学等方法对人的生理、心理行为、病理现象、疾病病因和发病机制，以及疾病的预防、诊断、治疗和康复等进行研究的活动；

(三)采用新技术或者新产品在人体上进行试验研究的活动；

(四)采用流行病学、社会学、心理学等方法收集、记录、使用、报告或者储存有关人的涉及生命科学和医学问题的生物样本、信息数据(包括健康记录、行为等)等科学研究资料的活动。

第四条　伦理审查工作及相关人员应当遵守中华人民共和国宪法、法律和有关法规。涉及人的生命科学和医学研究应当尊重研究参与者，遵循有益、不伤害、公正的原则，保护隐私权及个人信息。

第二章　伦理审查委员会

第五条　开展涉及人的生命科学和医学研究的二级以上医疗机构和设区的市级以上卫生机构(包括疾病预防控制、妇幼保健、采供血机构等)、高等学校、科研院所等机构是伦理审查工作的管理责任主体，应当设立伦理审查委员会，开展涉及人的生命科学和医学研究伦理审查，定期对从事涉及人的生命科学和医学研究的科研人员、学生、科研管理人员等相关人员进行生命伦理教育和培训。

第六条　机构应当采取有效措施、提供资源确保伦理审查委员会工作的独立性。

第七条　伦理审查委员会对涉及人的生命科学和医学研究进行伦理审查，包括初始审查和跟踪审查；受理研究参与者的投诉并协调处理，确保研究不会将研究参与者置于不合理的风险之中；组织开展相关伦理审查培训，提供伦理咨询。

第八条　伦理审查委员会的委员应当从生命科学、医学、生命伦理学、法学等领域的专家和非本机构的社会人士中遴选产生，人数不得少于7人，并且应当有不同性别的委员,民族地区应当考虑少数民族委员。

伦理审查委员会委员应当具备相应的伦理审查能力,定期接受生命科学和医学研究伦理知识及相关法律法规知识培训。

必要时,伦理审查委员会可以聘请独立顾问,对所审查研究的特定问题提供专业咨询意见。独立顾问不参与表决,不得存在利益冲突。

第九条 伦理审查委员会委员任期不超过 5 年,可以连任。伦理审查委员会设主任委员 1 人,副主任委员若干人,由伦理审查委员会委员协商推举或者选举产生,由机构任命。

第十条 伦理审查委员会委员、独立顾问及其工作人员应当签署保密协议,承诺对伦理审查工作中获知的敏感信息履行保密义务。

第十一条 伦理审查委员会应当接受所在机构的管理和研究参与者的监督。

第十二条 伦理审查委员会应当建立伦理审查工作制度、标准操作规程,健全利益冲突管理机制和伦理审查质量控制机制,保证伦理审查过程独立、客观、公正。

伦理审查委员会应预先制定疫情暴发等突发事件紧急情况下的伦理审查制度,明确审查时限。

第十三条 机构应当在伦理审查委员会设立之日起 3 个月内进行备案,并在国家医学研究登记备案信息系统上传信息。医疗卫生机构向本机构的执业登记机关备案。其他机构按行政隶属关系向上级主管部门备案。伦理审查委员会应当于每年 3 月 31 日前向备案机关提交上一年度伦理审查委员会工作报告。

伦理审查委员会备案材料包括:

(一)人员组成名单和委员工作简历;

(二)伦理审查委员会章程;

(三)工作制度或者相关工作规程;

(四)备案机关要求提供的其他相关材料。

以上信息发生变化时,机构应当及时向备案机关更新信息。

第十四条 机构开展涉及人的生命科学和医学研究未设立伦理审查委员会或者伦理审查委员会无法胜任审查需要的,机构可以书面形式委托有能力的机构伦理审查委员会或者区域伦理审查委员会开展伦理审查。受委托的伦理审查委员会应当对审查的研究进行跟踪审查。医疗卫生机构应当委托不低于其等级的医疗卫生机构的伦理审查委员会或者区域伦理审查委员会开展伦理审查。

省级卫生健康主管部门会同有关部门制定区域伦理审查委员会的建设和管理办法。区域伦理审查委员会向省级卫生健康主管部门备案,并在国家医学研究登记备案信息系统上传信息。

第三章　伦理审查

第十五条　伦理审查一般采取伦理审查委员会会议审查的方式。

第十六条　伦理审查委员会应当要求研究者提供审查所需材料,并在受理后 30 天内开展伦理审查并出具审查意见。

情况紧急的,应当及时开展伦理审查。在疫情暴发等突发事件紧急情况下,一般在 72 小时内开展伦理审查、出具审查意见,并不得降低伦理审查的要求和质量。

第十七条　涉及人的生命科学和医学研究应当具有科学价值和社会价值,不得违反国家相关法律法规,遵循国际公认的伦理准则,不得损害公共利益,并符合以下基本要求:

(一)控制风险。研究的科学和社会利益不得超越对研究参与者人身安全与健康权益的考虑。研究风险受益比应当合理,使研究参与者可能受到的风险最小化;

(二)知情同意。尊重和保障研究参与者或者研究参与者监护人的知情权和参加研究的自主决定权,严格履行知情同意程序,不允许使用欺骗、利诱、胁迫等手段使研究参与者或者研究参与者监护人同意参加研究,允许研究参与者或者研究参与者监护人在任何阶段无条件退出研究;

(三)公平公正。应当公平、合理地选择研究参与者,入选与排除标准具有明确的科学依据,公平合理分配研究受益、风险和负担;

(四)免费和补偿、赔偿。对研究参与者参加研究不得收取任何研究相关的费用,对于研究参与者在研究过程中因参与研究支出的合理费用应当给予适当补偿。研究参与者受到研究相关损害时,应当得到及时、免费的治疗,并依据法律法规及双方约定得到补偿或者赔偿;

(五)保护隐私权及个人信息。切实保护研究参与者的隐私权,如实将研究参与者个人信息的收集、储存、使用及保密措施情况告知研究参与者并得到许可,未经研究参与者授权不得将研究参与者个人信息向第三方透露;

(六)特殊保护。对涉及儿童、孕产妇、老年人、智力障碍者、精神障碍者等特定群体的研究参与者,应当予以特别保护;对涉及受精卵、胚胎、胎儿或者可能受辅助生殖技术影响的,应当予以特别关注。

第十八条 涉及人的生命科学和医学研究的研究者在申请初始伦理审查时应当向伦理审查委员会提交下列材料:

(一)研究材料诚信承诺书;

(二)伦理审查申请表;

(三)研究人员信息、研究所涉及的相关机构的合法资质证明以及研究经费来源说明;

(四)研究方案、相关资料,包括文献综述、临床前研究和动物实验数据等资料;

(五)知情同意书;

(六)生物样本、信息数据的来源证明;

(七)科学性论证意见;

(八)利益冲突申明;

(九)招募广告及其发布形式;

(十)研究成果的发布形式说明;

(十一)伦理审查委员会认为需要提交的其他相关材料。

第十九条 伦理审查委员会收到申请材料后,应当及时受理、组织初始审查。重点审查以下内容:

(一)研究是否违反法律法规、规章及有关规定的要求;

(二)研究者的资格、经验、技术能力等是否符合研究要求;

(三)研究方案是否科学、具有社会价值,并符合伦理原则的要求;中医药研究方案的审查,还应当考虑其传统实践经验;

(四)研究参与者可能遭受的风险与研究预期的受益相比是否在合理范围之内;

(五)知情同意书提供的有关信息是否充分、完整、易懂,获得知情同意的过程是否合规、恰当;

(六)研究参与者个人信息及相关资料的保密措施是否充分;

（七）研究参与者招募方式、途径、纳入和排除标准是否恰当、公平；

（八）是否向研究参与者明确告知其应当享有的权益，包括在研究过程中可以随时无理由退出且不会因此受到不公正对待的权利，告知退出研究后的影响、其他治疗方法等；

（九）研究参与者参加研究的合理支出是否得到了适当补偿；研究参与者参加研究受到损害时，给予的治疗、补偿或者赔偿是否合理、合法；

（十）是否有具备资格或者经培训后的研究者负责获取知情同意，并随时接受研究有关问题的咨询；

（十一）对研究参与者在研究中可能承受的风险是否有预防和应对措施；

（十二）研究是否涉及利益冲突；

（十三）研究是否涉及社会敏感的伦理问题；

（十四）研究结果是否发布，方式、时间是否恰当；

（十五）需要审查的其他重点内容。

第二十条 与研究存在利益冲突的伦理审查委员会委员应当回避审查。伦理审查委员会应当要求与研究存在利益冲突的委员回避审查。

第二十一条 伦理审查委员会批准研究的基本标准是：

（一）研究具有科学价值和社会价值，不违反法律法规的规定，不损害公共利益；

（二）研究参与者权利得到尊重，隐私权和个人信息得到保护；

（三）研究方案科学；

（四）研究参与者的纳入和排除的标准科学而公平；

（五）风险受益比合理，风险最小化；

（六）知情同意规范、有效；

（七）研究机构和研究者能够胜任；

（八）研究结果发布方式、内容、时间合理；

（九）研究者遵守科研规范与诚信。

第二十二条 伦理审查委员会可以对审查的研究作出批准、不批准、修改后批准、修改后再审、继续研究、暂停或者终止研究的决定，并应当说明理由。

伦理审查委员会作出决定应当得到超过伦理审查委员会全体委员二分之一同意。委员应当对研究所涉及的伦理问题进行充分讨论后投票，与审查决定不一致的意见应当详细记录在案。

第二十三条　经伦理审查委员会批准的研究需要修改研究方案、知情同意书、招募材料、提供给研究参与者的其他材料时,研究者应当将修改后的文件提交伦理审查委员会审查。

第二十四条　经伦理审查委员会批准的研究在实施前,研究者、伦理审查委员会和机构应当将该研究、伦理审查意见、机构审核意见等信息按国家医学研究登记备案信息系统要求分别如实、完整、准确上传,并根据研究进展及时更新信息。鼓励研究者、伦理审查委员会和机构在研究管理过程中实时上传信息。

国家卫生健康委应当不断优化国家医学研究登记备案信息系统。

第二十五条　对已批准实施的研究,研究者应当按要求及时提交研究进展、严重不良事件,方案偏离、暂停、终止,研究完成等各类报告。

伦理审查委员会应当按照研究者提交的相关报告进行跟踪审查。跟踪审查包括以下内容:

(一)是否按照已批准的研究方案进行研究并及时报告;

(二)研究过程中是否擅自变更研究内容;

(三)是否增加研究参与者风险或者显著影响研究实施的变化或者新信息;

(四)是否需要暂停或者提前终止研究;

(五)其他需要审查的内容。

跟踪审查的时间间隔不超过 12 个月。

第二十六条　除另有规定外,研究者应当将研究过程中发生的严重不良事件立即向伦理审查委员会报告;伦理审查委员会应当及时审查,以确定研究者采取的保护研究参与者的人身安全与健康权益的措施是否充分,并对研究风险受益比进行重新评估,出具审查意见。

第二十七条　在多个机构开展的研究可以建立伦理审查协作机制,确保各机构遵循一致性和及时性原则。

牵头机构和参与机构均应当组织伦理审查。

参与机构的伦理审查委员会应当对本机构参与的研究进行跟踪审查。

第二十八条　机构与企业等其他机构合作开展涉及人的生命科学和医学研究或者为企业等其他机构开展涉及人的生命科学和医学研究提供人的生物样本、信息数据的,机构应当充分了解研究的整体情况,通过伦理审查、开展跟踪审查,以协议方式明确生物样本、信息数据的使用范围、处理方式,并在研究结束后监督其妥善处置。

第二十九条 学术期刊在刊发涉及人的生命科学和医学研究成果时,应当确认该研究经过伦理审查委员会的批准。研究者应当提供相关证明。

第三十条 伦理审查工作应当坚持独立性,任何机构和个人不得干预伦理审查委员会的伦理审查过程及审查决定。

第三十一条 以下情形可以适用简易程序审查的方式:

(一)研究风险不大于最小风险的研究;

(二)已批准的研究方案作较小修改且不影响研究风险受益比的研究;

(三)已批准研究的跟踪审查;

(四)多机构开展的研究中,参与机构的伦理审查委员会对牵头机构出具伦理审查意见的确认等。

简易程序审查由伦理审查委员会主任委员指定两个或者以上的委员进行伦理审查,并出具审查意见。审查意见应当在伦理审查委员会会议上报告。

简易程序审查过程中,出现研究的风险受益比变化、审查委员之间意见不一致、审查委员提出需要会议审查等情形的,应调整为会议审查。

第三十二条 使用人的信息数据或者生物样本开展以下情形的涉及人的生命科学和医学研究,不对人体造成伤害、不涉及敏感个人信息或者商业利益的,可以免除伦理审查,以减少科研人员不必要的负担,促进涉及人的生命科学和医学研究开展。

(一)利用合法获得的公开数据,或者通过观察且不干扰公共行为产生的数据进行研究的;

(二)使用匿名化的信息数据开展研究的;

(三)使用已有的人的生物样本开展研究,所使用的生物样本来源符合相关法规和伦理原则,研究相关内容和目的在规范的知情同意范围内,且不涉及使用人的生殖细胞、胚胎和生殖性克隆、嵌合、可遗传的基因操作等活动的;

(四)使用生物样本库来源的人源细胞株或者细胞系等开展研究,研究相关内容和目的在提供方授权范围内,且不涉及人胚胎和生殖性克隆、嵌合、可遗传的基因操作等活动的。

第四章 知情同意

第三十三条 研究者开展研究前,应当获得研究参与者自愿签署的知情同意书。研究参与者不具备书面方式表示同意的能力时,研究者应当获得其口头知情同意,并有录音录像等过程记录和证明材料。

第三十四条 研究参与者为无民事行为能力人或者限制民事行为能力人的,应当获得其监护人的书面知情同意。获得监护人同意的同时,研究者还应该在研究参与者可理解的范围内告知相关信息,并征得其同意。

第三十五条 知情同意书应当包含充分、完整、准确的信息,并以研究参与者能够理解的语言文字、视频图像等进行表述。

第三十六条 知情同意书应当包括以下内容:

(一)研究目的、基本研究内容、流程、方法及研究时限;

(二)研究者基本信息及研究机构资质;

(三)研究可能给研究参与者、相关人员和社会带来的益处,以及可能给研究参与者带来的不适和风险;

(四)对研究参与者的保护措施;

(五)研究数据和研究参与者个人资料的使用范围和方式,是否进行共享和二次利用,以及保密范围和措施;

(六)研究参与者的权利,包括自愿参加和随时退出、知情、同意或者不同意、保密、补偿、受损害时获得免费治疗和补偿或者赔偿、新信息的获取、新版本知情同意书的再次签署、获得知情同意书等;

(七)研究参与者在参与研究前、研究后和研究过程中的注意事项;

(八)研究者联系人和联系方式、伦理审查委员会联系人和联系方式、发生问题时的联系人和联系方式;

(九)研究的时间和研究参与者的人数;

(十)研究结果是否会反馈研究参与者;

(十一)告知研究参与者可能的替代治疗及其主要的受益和风险;

(十二)涉及人的生物样本采集的,还应当包括生物样本的种类、数量、用途、保藏、利用(包括是否直接用于产品开发、共享和二次利用)、隐私保护、对外提供、销毁处理等相关内容。

第三十七条 在知情同意获取过程中,研究者应当按照知情同意书内容向研究参与者逐项说明。

研究者应当给予研究参与者充分的时间理解知情同意书的内容,由研究参与者作出是否同意参加研究的决定并签署知情同意书。

在心理学研究中,因知情同意可能影响研究参与者对问题的回答,而影响研究结果准确性的,在确保研究参与者不受伤害的前提下经伦理审查委员会审查批准,研究者可以在研究完成后充分告知研究参与者并征得其同意,否则不得纳入研究数据。

第三十八条 研究过程中发生下列情形时,研究者应当再次获取研究参与者的知情同意:

(一)与研究参与者相关的研究内容发生实质性变化的;

(二)与研究相关的风险实质性提高或者增加的;

(三)研究参与者民事行为能力等级提高的。

第五章 监督管理

第三十九条 国家卫生健康委会同有关部门共同负责全国涉及人的生命科学和医学研究伦理审查的监督管理。

国家卫生健康委负责全国医疗卫生机构开展的涉及人的生命科学和医学研究伦理审查监督,国家中医药局负责涉及人的中医药学研究伦理审查监督。教育部负责全国高等学校开展的涉及人的生命科学和医学研究伦理审查监督,并管理教育部直属高等学校相关工作。其他高等学校和科研院所开展的涉及人的生命科学和医学研究伦理审查的监督管理按行政隶属关系由相关部门负责。

县级以上地方人民政府卫生健康、教育等部门依据职责分工负责本辖区涉及人的生命科学和医学研究伦理审查的监督管理。

主要监督检查以下内容:

(一)机构是否按照要求设立伦理审查委员会,并进行备案;

(二)机构是否为伦理审查委员会提供充足经费,配备的专兼职工作人员、设备、场所及采取的有关措施是否可以保证伦理审查委员会独立开展工作;

(三)伦理审查委员会是否建立健全利益冲突管理机制;

(四)伦理审查委员会是否建立伦理审查制度;

(五)伦理审查内容和程序是否符合要求;

(六)审查的研究是否如实、及时在国家医学研究登记备案信息系统上传、更新信息;

(七)伦理审查结果执行情况;

（八）伦理审查文档管理情况；

（九）伦理审查委员会委员的伦理培训、学习情况；

（十）其他需要监督检查的相关内容。

各级卫生健康主管部门应当与同级政府各相关部门建立有效机制，加强工作会商与信息沟通。

第四十条 国家和省级卫生健康主管部门应当牵头设立同级医学伦理专家委员会或者委托相关机构承担同级医学伦理专家委员会工作，为卫生健康、教育等部门开展伦理审查及其监督管理提供技术支持，定期对辖区内的伦理审查委员会委员进行培训，协助同级卫生健康、教育等主管部门开展监督检查。

第四十一条 机构应当加强对本机构设立的伦理审查委员会开展的涉及人的生命科学和医学研究伦理审查工作的日常管理，定期评估伦理审查委员会工作质量和审查效率，对发现的问题及时提出改进意见或者建议，根据需要调整伦理审查委员会或者委员等。

第四十二条 机构应当督促本机构的伦理审查委员会落实县级以上政府相关部门提出的整改意见；伦理审查委员会未在规定期限内完成整改或者拒绝整改，违规情节严重或者造成严重后果的，其所在机构应当调整伦理审查委员会、撤销伦理审查委员会主任委员资格，追究相关人员责任。

第四十三条 任何单位或者个人均有权举报涉及人的生命科学和医学研究中存在的违反医学研究伦理、违法违规或者不端行为。

第四十四条 医疗卫生机构未按照规定设立伦理审查委员会或者未委托伦理审查委员会审查，擅自开展涉及人的生命科学和医学研究的，由县级以上地方卫生健康主管部门对有关机构和人员依法给予行政处罚和处分。

其他机构按照行政隶属关系，由其上级主管部门处理。

第四十五条 医疗卫生机构及其伦理审查委员会违反本办法规定，有下列情形之一的，由县级以上地方卫生健康主管部门对有关机构和人员依法给予行政处罚和处分：

（一）伦理审查委员会组成、委员资质不符合要求的；

（二）伦理审查委员会未建立利益冲突管理机制的；

（三）未建立伦理审查工作制度或者操作规程的；

（四）未按照伦理审查原则和相关规章制度进行审查的；

（五）泄露研究信息、研究参与者个人信息的；

（六）未按照规定进行备案、在国家医学研究登记备案信息系统上传信息的；

（七）未接受正式委托为其他机构出具伦理审查意见的；

（八）未督促研究者提交相关报告并开展跟踪审查的；

（九）其他违反本办法规定的情形。

其他机构按照行政隶属关系，由其上级主管部门处理。

第四十六条 医疗卫生机构的研究者违反本办法规定，有下列情形之一的，由县级以上地方卫生健康主管部门对有关机构和人员依法给予行政处罚和处分：

（一）研究或者研究方案未获得伦理审查委员会审查批准擅自开展研究工作的；

（二）研究过程中发生严重不良反应或者严重不良事件未及时报告伦理审查委员会的；

（三）违反知情同意相关规定开展研究的；

（四）未及时提交相关研究报告的；

（五）未及时在国家医学研究登记备案信息系统上传信息的；

（六）其他违反本办法规定的情形。

其他机构按照行政隶属关系，由其上级主管部门处理。

第四十七条 机构、伦理审查委员会、研究者在开展涉及人的生命科学和医学研究工作中，违反法律法规要求的，按照相关法律法规进行处理。

第四十八条 县级以上人民政府有关行政部门对违反本办法的机构和个人作出的行政处理，应当向社会公开。机构和个人严重违反本办法规定的，记入科研诚信严重失信行为数据库，按照国家有关规定纳入信用信息系统，依法依规实施联合惩戒。

第四十九条 机构和个人违反本办法规定，给他人人身、财产造成损害的，应当依法承担民事责任；构成犯罪的，依法追究刑事责任。

第六章　附　则

第五十条 本办法所称研究参与者包括人体研究的受试者，以及提供个人生物样本、信息数据、健康记录、行为等用于涉及人的生命科学和医学研究的个体。

第五十一条　本办法所称人或者人的生物样本包括人体本身以及人的细胞、组织、器官、体液、菌群等和受精卵、胚胎、胎儿。

第五十二条　涉及国家秘密的,在提交伦理审查和获取研究参与者知情同意时应当进行脱密处理。无法进行脱密处理的,应当签署保密协议并加强管理。未经脱密处理的研究不得在国家医学研究登记备案信息系统上传。

第五十三条　纳入科技伦理高风险科技活动清单的涉及人的生命科学和医学研究的伦理审查,还应当遵守国家关于科技伦理高风险科技活动伦理审查的相关要求。

第五十四条　本办法自发布之日起施行。本办法施行前,从事涉及人的生命科学和医学研究的机构已设立伦理审查委员会的,应当自本办法施行之日起6个月内按规定备案,并在国家医学研究登记备案信息系统上传信息。已经伦理审查批准开展的涉及人的生命科学和医学研究,应当自本办法实施之日起9个月内在国家医学研究登记备案信息系统完成上传信息。逾期不再受理。

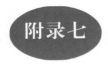

中华人民共和国国务院令

第 717 号

《中华人民共和国人类遗传资源管理条例》已经 2019 年 3 月 20 日国务院第 41 次常务会议通过,现予公布,自 2019 年 7 月 1 日起施行。

总理　李克强

2019 年 5 月 28 日

中华人民共和国人类遗传资源管理条例

第一章　总　则

第一条　为了有效保护和合理利用我国人类遗传资源,维护公众健康、国家安全和社会公共利益,制定本条例。

第二条　本条例所称人类遗传资源包括人类遗传资源材料和人类遗传资源信息。

人类遗传资源材料是指含有人体基因组、基因等遗传物质的器官、组织、细胞等遗传材料。

人类遗传资源信息是指利用人类遗传资源材料产生的数据等信息资料。

第三条　采集、保藏、利用、对外提供我国人类遗传资源,应当遵守本条例。

为临床诊疗、采供血服务、查处违法犯罪、兴奋剂检测和殡葬等活动需要,采集、保藏器官、组织、细胞等人体物质及开展相关活动,依照相关法律、行政法规规定执行。

第四条　国务院科学技术行政部门负责全国人类遗传资源管理工作;国务院其他有关部门在各自的职责范围内,负责有关人类遗传资源管理工作。

省、自治区、直辖市人民政府科学技术行政部门负责本行政区域人类遗传资源管理工作;省、自治区、直辖市人民政府其他有关部门在各自的职责范围内,负责本行政区域有关人类遗传资源管理工作。

第五条　国家加强对我国人类遗传资源的保护,开展人类遗传资源调查,对重要遗传家系和特定地区人类遗传资源实行申报登记制度。

国务院科学技术行政部门负责组织我国人类遗传资源调查,制定重要遗传家系和特定地区人类遗传资源申报登记具体办法。

第六条　国家支持合理利用人类遗传资源开展科学研究、发展生物医药产业、提高诊疗技术,提高我国生物安全保障能力,提升人民健康保障水平。

第七条　外国组织、个人及其设立或者实际控制的机构不得在我国境内采集、保藏我国人类遗传资源,不得向境外提供我国人类遗传资源。

第八条　采集、保藏、利用、对外提供我国人类遗传资源,不得危害我国公众健康、国家安全和社会公共利益。

第九条　采集、保藏、利用、对外提供我国人类遗传资源,应当符合伦理原则,并按照国家有关规定进行伦理审查。

采集、保藏、利用、对外提供我国人类遗传资源,应当尊重人类遗传资源提供者的隐私权,取得其事先知情同意,并保护其合法权益。

采集、保藏、利用、对外提供我国人类遗传资源,应当遵守国务院科学技术行政部门制定的技术规范。

第十条　禁止买卖人类遗传资源。

为科学研究依法提供或者使用人类遗传资源并支付或者收取合理成本费用,不视为买卖。

第二章　采集和保藏

第十一条　采集我国重要遗传家系、特定地区人类遗传资源或者采集国务院科学技术行政部门规定种类、数量的人类遗传资源的,应当符合下列条件,并经国务院科学技术行政部门批准:

(一)具有法人资格;

(二)采集目的明确、合法;

（三）采集方案合理；

（四）通过伦理审查；

（五）具有负责人类遗传资源管理的部门和管理制度；

（六）具有与采集活动相适应的场所、设施、设备和人员。

第十二条 采集我国人类遗传资源，应当事先告知人类遗传资源提供者采集目的、采集用途、对健康可能产生的影响、个人隐私保护措施及其享有的自愿参与和随时无条件退出的权利，征得人类遗传资源提供者书面同意。

在告知人类遗传资源提供者前款规定的信息时，必须全面、完整、真实、准确，不得隐瞒、误导、欺骗。

第十三条 国家加强人类遗传资源保藏工作，加快标准化、规范化的人类遗传资源保藏基础平台和人类遗传资源大数据建设，为开展相关研究开发活动提供支撑。

国家鼓励科研机构、高等学校、医疗机构、企业根据自身条件和相关研究开发活动需要开展人类遗传资源保藏工作，并为其他单位开展相关研究开发活动提供便利。

第十四条 保藏我国人类遗传资源、为科学研究提供基础平台的，应当符合下列条件，并经国务院科学技术行政部门批准：

（一）具有法人资格；

（二）保藏目的明确、合法；

（三）保藏方案合理；

（四）拟保藏的人类遗传资源来源合法；

（五）通过伦理审查；

（六）具有负责人类遗传资源管理的部门和保藏管理制度；

（七）具有符合国家人类遗传资源保藏技术规范和要求的场所、设施、设备和人员。

第十五条 保藏单位应当对所保藏的人类遗传资源加强管理和监测，采取安全措施，制定应急预案，确保保藏、使用安全。

保藏单位应当完整记录人类遗传资源保藏情况，妥善保存人类遗传资源的来源信息和使用信息，确保人类遗传资源的合法使用。

保藏单位应当就本单位保藏人类遗传资源情况向国务院科学技术行政部门提交年度报告。

第十六条　国家人类遗传资源保藏基础平台和数据库应当依照国家有关规定向有关科研机构、高等学校、医疗机构、企业开放。

为公众健康、国家安全和社会公共利益需要,国家可以依法使用保藏单位保藏的人类遗传资源。

第三章　利用和对外提供

第十七条　国务院科学技术行政部门和省、自治区、直辖市人民政府科学技术行政部门应当会同本级人民政府有关部门对利用人类遗传资源开展科学研究、发展生物医药产业统筹规划,合理布局,加强创新体系建设,促进生物科技和产业创新、协调发展。

第十八条　科研机构、高等学校、医疗机构、企业利用人类遗传资源开展研究开发活动,对其研究开发活动以及成果的产业化依照法律、行政法规和国家有关规定予以支持。

第十九条　国家鼓励科研机构、高等学校、医疗机构、企业根据自身条件和相关研究开发活动需要,利用我国人类遗传资源开展国际合作科学研究,提升相关研究开发能力和水平。

第二十条　利用我国人类遗传资源开展生物技术研究开发活动或者开展临床试验的,应当遵守有关生物技术研究、临床应用管理法律、行政法规和国家有关规定。

第二十一条　外国组织及外国组织、个人设立或者实际控制的机构(以下称外方单位)需要利用我国人类遗传资源开展科学研究活动的,应当遵守我国法律、行政法规和国家有关规定,并采取与我国科研机构、高等学校、医疗机构、企业(以下称中方单位)合作的方式进行。

第二十二条　利用我国人类遗传资源开展国际合作科学研究的,应当符合下列条件,并由合作双方共同提出申请,经国务院科学技术行政部门批准:

(一)对我国公众健康、国家安全和社会公共利益没有危害;

(二)合作双方为具有法人资格的中方单位、外方单位,并具有开展相关工作的基础和能力;

(三)合作研究目的和内容明确、合法,期限合理;

(四)合作研究方案合理;

(五)拟使用的人类遗传资源来源合法,种类、数量与研究内容相符;

（六）通过合作双方各自所在国（地区）的伦理审查；

（七）研究成果归属明确，有合理明确的利益分配方案。

为获得相关药品和医疗器械在我国上市许可，在临床机构利用我国人类遗传资源开展国际合作临床试验、不涉及人类遗传资源材料出境的，不需要审批。但是，合作双方在开展临床试验前应当将拟使用的人类遗传资源种类、数量及其用途向国务院科学技术行政部门备案。国务院科学技术行政部门和省、自治区、直辖市人民政府科学技术行政部门加强对备案事项的监管。

第二十三条 在利用我国人类遗传资源开展国际合作科学研究过程中，合作方、研究目的、研究内容、合作期限等重大事项发生变更的，应当办理变更审批手续。

第二十四条 利用我国人类遗传资源开展国际合作科学研究，应当保证中方单位及其研究人员在合作期间全过程、实质性地参与研究，研究过程中的所有记录以及数据信息等完全向中方单位开放并向中方单位提供备份。

利用我国人类遗传资源开展国际合作科学研究，产生的成果申请专利的，应当由合作双方共同提出申请，专利权归合作双方共有。研究产生的其他科技成果，其使用权、转让权和利益分享办法由合作双方通过合作协议约定；协议没有约定的，合作双方都有使用的权利，但向第三方转让须经合作双方同意，所获利益按合作双方贡献大小分享。

第二十五条 利用我国人类遗传资源开展国际合作科学研究，合作双方应当按照平等互利、诚实信用、共同参与、共享成果的原则，依法签订合作协议，并依照本条例第二十四条的规定对相关事项作出明确、具体的约定。

第二十六条 利用我国人类遗传资源开展国际合作科学研究，合作双方应当在国际合作活动结束后 6 个月内共同向国务院科学技术行政部门提交合作研究情况报告。

第二十七条 利用我国人类遗传资源开展国际合作科学研究，或者因其他特殊情况确需将我国人类遗传资源材料运送、邮寄、携带出境的，应当符合下列条件，并取得国务院科学技术行政部门出具的人类遗传资源材料出境证明：

（一）对我国公众健康、国家安全和社会公共利益没有危害；

（二）具有法人资格；

（三）有明确的境外合作方和合理的出境用途；

（四）人类遗传资源材料采集合法或者来自合法的保藏单位；

（五）通过伦理审查。

利用我国人类遗传资源开展国际合作科学研究,需要将我国人类遗传资源材料运送、邮寄、携带出境的,可以单独提出申请,也可以在开展国际合作科学研究申请中列明出境计划一并提出申请,由国务院科学技术行政部门合并审批。

将我国人类遗传资源材料运送、邮寄、携带出境的,凭人类遗传资源材料出境证明办理海关手续。

第二十八条 将人类遗传资源信息向外国组织、个人及其设立或者实际控制的机构提供或者开放使用,不得危害我国公众健康、国家安全和社会公共利益;可能影响我国公众健康、国家安全和社会公共利益的,应当通过国务院科学技术行政部门组织的安全审查。

将人类遗传资源信息向外国组织、个人及其设立或者实际控制的机构提供或者开放使用的,应当向国务院科学技术行政部门备案并提交信息备份。

利用我国人类遗传资源开展国际合作科学研究产生的人类遗传资源信息,合作双方可以使用。

第四章 服务和监督

第二十九条 国务院科学技术行政部门应当加强电子政务建设,方便申请人利用互联网办理审批、备案等事项。

第三十条 国务院科学技术行政部门应当制定并及时发布有关采集、保藏、利用、对外提供我国人类遗传资源的审批指南和示范文本,加强对申请人办理有关审批、备案等事项的指导。

第三十一条 国务院科学技术行政部门应当聘请生物技术、医药、卫生、伦理、法律等方面的专家组成专家评审委员会,对依照本条例规定提出的采集、保藏我国人类遗传资源,开展国际合作科学研究以及将我国人类遗传资源材料运送、邮寄、携带出境的申请进行技术评审。评审意见作为作出审批决定的参考依据。

第三十二条 国务院科学技术行政部门应当自受理依照本条例规定提出的采集、保藏我国人类遗传资源,开展国际合作科学研究以及将我国人类遗传资源材料运送、邮寄、携带出境申请之日起 20 个工作日内,作出批准或者不予批准的决定;不予批准的,应当说明理由。因特殊原因无法在规定期限内作出审批决定的,经国务院科学技术行政部门负责人批准,可以延长 10 个工作日。

第三十三条 国务院科学技术行政部门和省、自治区、直辖市人民政府科学技术行政部门应当加强对采集、保藏、利用、对外提供人类遗传资源活动各环节的监督检查,发现违反本条例规定的,及时依法予以处理并向社会公布检查、处理结果。

第三十四条 国务院科学技术行政部门和省、自治区、直辖市人民政府科学技术行政部门进行监督检查,可以采取下列措施:

(一)进入现场检查;

(二)询问相关人员;

(三)查阅、复制有关资料;

(四)查封、扣押有关人类遗传资源。

第三十五条 任何单位和个人对违反本条例规定的行为,有权向国务院科学技术行政部门和省、自治区、直辖市人民政府科学技术行政部门投诉、举报。

国务院科学技术行政部门和省、自治区、直辖市人民政府科学技术行政部门应当公布投诉、举报电话和电子邮件地址,接受相关投诉、举报。对查证属实的,给予举报人奖励。

第五章　法律责任

第三十六条 违反本条例规定,有下列情形之一的,由国务院科学技术行政部门责令停止违法行为,没收违法采集、保藏的人类遗传资源和违法所得,处 50 万元以上 500 万元以下罚款,违法所得在 100 万元以上的,处违法所得 5 倍以上 10 倍以下罚款:

(一)未经批准,采集我国重要遗传家系、特定地区人类遗传资源,或者采集国务院科学技术行政部门规定种类、数量的人类遗传资源;

(二)未经批准,保藏我国人类遗传资源;

(三)未经批准,利用我国人类遗传资源开展国际合作科学研究;

(四)未通过安全审查,将可能影响我国公众健康、国家安全和社会公共利益的人类遗传资源信息向外国组织、个人及其设立或者实际控制的机构提供或者开放使用;

(五)开展国际合作临床试验前未将拟使用的人类遗传资源种类、数量及其用途向国务院科学技术行政部门备案。

第三十七条 提供虚假材料或者采取其他欺骗手段取得行政许可的，由国务院科学技术行政部门撤销已经取得的行政许可，处 50 万元以上 500 万元以下罚款，5 年内不受理相关责任人及单位提出的许可申请。

第三十八条 违反本条例规定，未经批准将我国人类遗传资源材料运送、邮寄、携带出境的，由海关依照法律、行政法规的规定处罚。科学技术行政部门应当配合海关开展鉴定等执法协助工作。海关应当将依法没收的人类遗传资源材料移送省、自治区、直辖市人民政府科学技术行政部门进行处理。

第三十九条 违反本条例规定，有下列情形之一的，由省、自治区、直辖市人民政府科学技术行政部门责令停止开展相关活动，没收违法采集、保藏的人类遗传资源和违法所得，处 50 万元以上 100 万元以下罚款，违法所得在 100 万元以上的，处违法所得 5 倍以上 10 倍以下罚款：

（一）采集、保藏、利用、对外提供我国人类遗传资源未通过伦理审查；

（二）采集我国人类遗传资源未经人类遗传资源提供者事先知情同意，或者采取隐瞒、误导、欺骗等手段取得人类遗传资源提供者同意；

（三）采集、保藏、利用、对外提供我国人类遗传资源违反相关技术规范；

（四）将人类遗传资源信息向外国组织、个人及其设立或者实际控制的机构提供或者开放使用，未向国务院科学技术行政部门备案或者提交信息备份。

第四十条 违反本条例规定，有下列情形之一的，由国务院科学技术行政部门责令改正，给予警告，可以处 50 万元以下罚款：

（一）保藏我国人类遗传资源过程中未完整记录并妥善保存人类遗传资源的来源信息和使用信息；

（二）保藏我国人类遗传资源未提交年度报告；

（三）开展国际合作科学研究未及时提交合作研究情况报告。

第四十一条 外国组织、个人及其设立或者实际控制的机构违反本条例规定，在我国境内采集、保藏我国人类遗传资源，利用我国人类遗传资源开展科学研究，或者向境外提供我国人类遗传资源的，由国务院科学技术行政部门责令停止违法行为，没收违法采集、保藏的人类遗传资源和违法所得，处 100 万元以上 1000 万元以下罚款，违法所得在 100 万元以上的，处违法所得 5 倍以上 10 倍以下罚款。

第四十二条 违反本条例规定，买卖人类遗传资源的，由国务院科学技术行政部门责令停止违法行为，没收违法采集、保藏的人类遗传资源和违法所得，处 100 万元以上 1000 万元以下罚款,违法所得在 100 万元以上的,处违法所得 5 倍以上 10 倍以下罚款。

第四十三条 对有本条例第三十六条、第三十九条、第四十一条、第四十二条规定违法行为的单位,情节严重的,由国务院科学技术行政部门或者省、自治区、直辖市人民政府科学技术行政部门依据职责禁止其 1 至 5 年内从事采集、保藏、利用、对外提供我国人类遗传资源的活动;情节特别严重的,永久禁止其从事采集、保藏、利用、对外提供我国人类遗传资源的活动。

对有本条例第三十六条至第三十九条、第四十一条、第四十二条规定违法行为的单位的法定代表人、主要负责人、直接负责的主管人员以及其他责任人员,依法给予处分,并由国务院科学技术行政部门或者省、自治区、直辖市人民政府科学技术行政部门依据职责没收其违法所得,处 50 万元以下罚款;情节严重的,禁止其 1 至 5 年内从事采集、保藏、利用、对外提供我国人类遗传资源的活动;情节特别严重的,永久禁止其从事采集、保藏、利用、对外提供我国人类遗传资源的活动。

单位和个人有本条例规定违法行为的,记入信用记录,并依照有关法律、行政法规的规定向社会公示。

第四十四条 违反本条例规定,侵害他人合法权益的,依法承担民事责任;构成犯罪的,依法追究刑事责任。

第四十五条 国务院科学技术行政部门和省、自治区、直辖市人民政府科学技术行政部门的工作人员违反本条例规定,不履行职责或者滥用职权、玩忽职守、徇私舞弊的,依法给予处分;构成犯罪的,依法追究刑事责任。

第六章　附　则

第四十六条 人类遗传资源相关信息属于国家秘密的,应当依照《中华人民共和国保守国家秘密法》和国家其他有关保密规定实施保密管理。

第四十七条 本条例自 2019 年 7 月 1 日起施行。